학생용

건강사정 실습지침서

강 현 숙 저

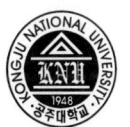공주대학교출판부

학생용

건강사정 실습지침서

강 현 숙 저

공주대학교 간호학과

학 번 : _____

이 름 : _____

공주대학교 간호보건대학 간호학과

머리말

오늘날 급속도로 변화하는 보건의료 현장과 간호학의 발전은 간호학생으로 하여금 탁월한 임상 수행능력을 갖춘 간호사로 성장할 수 있는 기초를 마련하도록 강구하고 있습니다.

학문과 실무의 전문적인 역량을 갖춘 간호사는 전문적인 지식과 기술, 태도를 겸비하여야 하며 이는 단순한 지식의 습득을 넘어서 실무에서의 적용과 응용이 가능하여야 합니다.

본 대학 간호학과는 2014년 간호학인증평가에 대비하여 학습성과 중심의 교육과정프로그램으로 운영하고자 준비하고 있습니다. 간호교육 인증평가는 간호교육의 질적 성장과 간호학생의 성과를 지원하고 관리하기 위해 교육과정 운영과 교육 여건과 교육성과 등이 국가, 사회, 간호전문직의 요구 수준에 부합하는지의 여부를 판단하여 공식적으로 확인하여 인정하는 제도입니다. 간호교육 인증평가를 통해 인증 받은 프로그램은 졸업학생이 학과가 설정한 능력과 자질을 갖추고 있으며, 간호교육의 질을 보장할 수 있는 최소한의 요건을 확보하며, 지속적인 교육과정 개선을 위한 체계를 갖추고 간호교육의 질 개선을 가져올 수 있습니다.

따라서 실습은 교육목표와 학습성과를 근거로 운영될 것이며 지침서 역시 교육목표와 학습성과에 맞추어 변화를 가져올 수 있도록 마련하였습니다.

건강사정 과목은 현장적용을 위한 실습이 반드시 병용되는 과목입니다. 각 장의 평가지와 사정양식에 따라 동료와 짝을 지어 건강사정 실습을 하고 그 결과를 평가지와 보고서에 기록하여 제출하여 평가를 받게됩니다. 건강력 수집과 신체검진 기술을 학습하는 것은 지적인 면과 임상적인 면의 훈련이 모두 요구됩니다.

끝으로 이 책이 나오기 까지 도움을 준 공주대학교 출판부와 학생들에게 깊이 감사드리며, 더 유익한 지침서가 될 수 있도록 지속적인 관심과 조언을 부탁드립니다.

2013. 10.

저자 **강 현 숙**

나이팅게일선서문

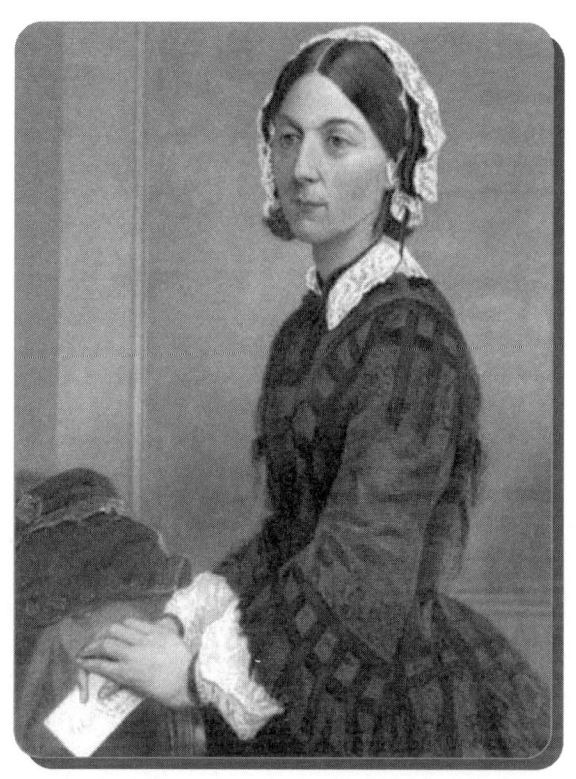

나는 일생을 의롭게 살며 전문 간호직에 최선을 다할 것을 하나님과 여러분 앞에 선서합니다.

나는 인간의 생명에 해로운 일은 어떤 상황에서나 하지 않겠습니다.

나는 간호의 수준을 높이기 위하여 전력을 다하겠으며 간호 하면서 알게 된 개인이나 가족의 사정은 비밀로 하겠습니다.

나는 성심으로 보건의료인과 협조하겠으며 나의 간호를 받는 사람들의 안녕을 위하여 헌신하겠습니다.

목차

제1부 : 건강사정실습 지침

1. 공주대학교 간호학과 교육목적과 목표 및 학습성과 ·············· 3
2. 공주대학교 간호보건대학 간호학과 실습규정 ·············· 4
3. 건강사정 실습의 학습성과 항목과 수준 ·············· 6
4. 건강사정 실습의 개요 ·············· 8

제2부 : 건강사정실습 내용

1. 전반적 건강력 조사 및 사정기법 ·············· 13
2. 전반적 상태와 정신상태 사정 ·············· 16
3. 통증 및 영양 사정 ·············· 20
4. 피부, 모발, 손발톱 사정 ·············· 26
5. 머리, 목, 림프계와 눈 사정 ·············· 29
6. 귀, 코, 구강, 인후 사정 ·············· 32
7. 호흡기계 사정 ·············· 37
8. 유방과 액와 사정 ·············· 39
9. 심혈관계, 말초 혈관계 사정 ·············· 42
10. 복부 사정 ·············· 44
11. 비뇨 생식기계 사정 ·············· 47
12. 근골격계 사정 ·············· 49
13. 신경계 사정 Ⅰ ·············· 54
14. 신경계 사정 Ⅱ ·············· 56

■ 학생자가평가표 ·············· 59

■ 부록
   1) 자가진단목록 ·············· 61
   2) 간호진단 시 알아야할 내용 ·············· 66
   3) 간호진단별 정의 ·············· 71
   4) 핵심기본간호술 평가항목 및 프로토콜표 ·············· 87

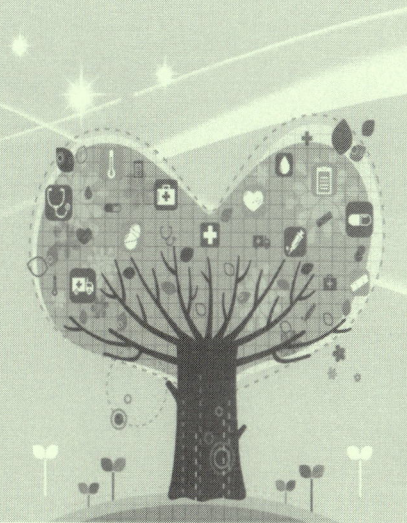

제1부

건강사정실습 지침

1. 공주대학교 간호학과 교육목적과 목표 및 학습성과

2. 공주대학교 간호보건대학 간호학과 실습규정

3. 건강사정 실습의 학습성과 항목과 수준

4. 건강사정 실습 개요

1. 공주대학교 간호학과 교육목적과 목표 및 학습성과

▨ 교육목적

> 공주대학교 교육이념을 바탕으로 전인적 간호교육을 통해 생명존중, 창의성과 근거중심의 실무능력을 갖추고 지역사회·국가·인류의 지속가능성에 기여하는 간호사를 양성한다.

▨ 교육목표

1. 다양한 교양지식과 전공지식을 융합하여 생명존중의 본질을 이해하고, 전인간호를 제공한다.
2. 대상자와 전문분야간의 효과적 의사소통을 통해 조정·협력한다.
3. 대상자의 건강문제 해결을 위해 창의성을 바탕으로 비판적 사고를 한다.
4. 문제해결능력과 근거중심 실무능력을 함양하여 핵심적 간호역량을 발휘한다.
5. 변화하는 사회적 요구에 따른 법적, 윤리적 기준을 이해하고 간호실무에 통합한다.
6. 환자의 안전과 간호의 질을 위한 조직을 구성하고 리더십을 발휘한다.
7. 간호의 국제화를 위한 국내외 보건의료정책 변화를 설명한다.

▨ 학습성과

1. 교양지식과 전공지식을 기반으로 비판적 사고를 통해 간호과정을 적용하여 전인간호를 제공한다.
2. 대상자의 간호상황에 따른 핵심기본간호술을 선택하여 실행한다.
3. 언어적, 비언어적 상호작용을 통한 치료적 의사소통술을 적용한다.
4. 건강문제 해결을 위한 전문분야 간 협력관계를 설명한다.
5. 간호실무의 간호전문직표준을 알고 평가하며 법적, 윤리적 기준을 알고 간호실무에 통합한다.
6. 간호팀 내 리더십을 발휘한다.
7. 선행연구를 평가하고 간호연구를 기획한다.
8. 국내외 보건의료정책 변화를 인지한다.

2. 공주대학교 간호보건대학 간호학과 실습규정

제1조(목적)
 전인적 간호교육을 통해 생명존중, 창의성과 근거중심의 실무능력을 갖추고 지역사회·국가·인류의 지속가능성에 기여하는 간호사를 양성하기 위해 학생은 간호지식 및 기술을 익히고 이를 간호대상자의 요구에 맞는 간호를 수행하는 능력을 갖도록 한다.

제2조(목표)
1. 대상자에게 전인간호를 제공하기 위한 간호지식과 기술을 습득한다.
2. 대상자의 간호문제를 해결하기 위해 비판적 사고를 통해 과학적이고 체계적인 간호과정을 적용한다.
3. 대상자와 전문분야간에 치료적이고 효과적인 의사소통술을 적용하여 리더십을 발휘한다.
4. 대상자의 간호상황에 따른 핵심기본간호술을 선택하여 실행한다.
5. 간호실무의 간호전문직표준과 법적·윤리적 기준을 간호실무에 적용한다.
6. 환자의 건강문제해결을 위해 선행연구를 고찰하고 평가한다.
7. 국내외 보건의료정책 변화를 인지한다.

제3조(조직)
 ① 임상(현장)실습을 원활하게 운영하기 위해서 산학협동위원회를 둔다.
   1. 산학협동위원회는 위원장 1명, 위원은 대학의 학장, 학과장, 전임교수와 산학협력기관의 기관장, 담당부서장 등으로 구성한다.
   2. 산학협동위원회는 필요시 개최한다.
 ② 임상(현장)실습을 효율적으로 지도하기 위하여 실습지도위원회를 둔다.
   1. 실습지도위원회는 전임교수와 현장실습지도자 등으로 구성한다.
   2. 실습지도위원회는 매년 1회 개최하는 것을 원칙으로 한다.

제4조(회의)
 ① 산학협동위원회에서 협의할 사항은 다음과 같다.
   1. MOU체결에 관한 사항
   2. 기타 산학협동에 관한 사항
 ② 실습지도위원회에서 협의할 사항은 다음과 같다.
   1. 실습기본계획에 관한 사항
   2. 실습교육과정에 관한 사항
   3. 실습운영에 관한 사항

4. 실습학생지도 및 평가에 관한 사항
5. 임상현장지도자 자격에 관한 사항
6. 기타 실습에 관한 제반 사항

제5조(학생의 임무)
① 실습에 임하지 못할 경우는 학과장, 담당교수, 현장지도자에게 사전에 신고하고 사유서를 제출한다.
② 1일 이상 무단결석을 한 경우에는 해당 실습과목에서 B°이상 받을 수 없으며, 그 해당 결석일수의 2배수 기간 동안 재실습해야 한다.
③ 지각 3회 이상, 조퇴 3회 이상 한 경우에는 결석 1일로 간주하고 그 해당 결석일수를 재실습해야 한다.
④ 계출결석(인정되는 사유)일 경우에는 본 대학 학칙에 따르며, 결석일수만큼 재실습한다.
⑤ 기타 사항은 실습지도위원회에서 정한다.

제6조(학생의 원거리 실습)
① 학교로부터 100 km 이상 거리인 경우 원거리 실습이라 한다.

제7조(현장지도자의 위촉과 임무)
① 학과장은 실습 시작 15일전까지 현장지도자를 위촉한다.
② 현장지도자의 임무는 다음과 같다.
   1. 실습지도계획에 따른 현장교육
   2. 실습 현장교육에 따른 평가
   3. 실습에 관한 학생 상담지도
   4. 기타 실습지도위원회에서 필요하다고 인정되는 사항

제8조(평가)
① 실습 평가는 출석 20%, 현장지도자 평가 30%, 교과목 담당교수평가 50%로 한다.

부 칙
이 규정은 2008년 12월 15일부터 시행한다.

부 칙
이 규정은 2013년 9월 9일부터 시행한다.

3. 건강사정 실습과목의 학습성과 항목 및 수준

1) 건강사정 실습과목의 학습성과 항목

학습성과 항목	실습과목 건강사정 실습 I 수 준
1. 교양지식과 전공지식을 기반으로 비판적 사고를 통해 간호과정을 적용하여 전인간호를 제공한다.	Level 2
2. 대상자의 간호상황에 따른 핵심기본간호술을 선택하여 실행한다.	Level 2
3. 언어적, 비언어적 상호작용을 통한 치료적 의사소통술을 적용한다.	Level 2
4. 건강문제 해결을 위한 전문분야 간 협력관계를 이해한다.	
5. 간호실무의 간호전문직표준과 법적·윤리적 기준을 알고 간호실무에 적용한다.	Level 2
6. 간호팀 내 리더십을 발휘한다.	
7. 선행연구를 평가하고 간호연구를 기획한다.	
8. 국내외 보건의료정책 변화를 인지한다.	

2) 교과목 학습성과 수준에 대한 기준

수준 1	기본적 수준(Basic Level) 간호학적 기본지식과 원리 및 임상간호술기의 수행을 습득하는 단계

1. 간호학적 기본 지식과 원리를 이해할 수 있다.
2. 간호과정의 기본 지식과 원리를 이해할 수 있다.
3. 인간의 기본욕구와 건강의 개념을 이해할 수 있다.
4. 임상간호술기를 모형들을 대상으로 수행할 수 있다.

수준 2	발전적 수준(Developmental Level) 수준1의 내용을 간호과정에 적용하여 설명할 수 있는 단계

1. 간호과정을 적용하여 간호대상자의 건강문제에 대한 자료를 수집할 수 있다.
2. 대상자의 건강문제에 대한 수집된 자료를 분석 할 수 있다.
3. 간호대상자의 건강문제를 사정하고 진단할 수 있다.
4. 대상자의 건강문제에 대한 간호계획을 수립할 수 있다.
5. 대상자의 건강문제에 따른 간호중재를 설명할 수 있다.
6. 간호관리과정을 설명할 수 있다.
7. 실무현장에서 임상간호술기를 관찰한다.

수준 3	역량적 수준(Competent level) 수준2의 내용을 통합하고 적용할 수 있는 단계

1. 대상자의 건강문제 해결을 위해 수립된 간호계획에 따라 간호중재를 수행할 수 있다.
2. 수행한 간호를 평가할 수 있다.
3. 전반적인 간호학습 내용을 통합하고 적용할 수 있다.
4. 가상상황에서 프로토콜에 의해 임상간호술기를 수행할 수 있다.

4. 건강사정 실습개요

건강사정 실습 지침서는 간호실무 현장에서 필수적으로 요구되는 건강사정법을 평가하기 위한 것이다. 건강사정 교육에서 간호사로서 필수적인 전문기술을 습득하는 실습이 매우 중요하다.
이 건강사정 실습 지침서를 통하여 간호학과 학생들은 기본적이면서도 중요한 여러 건강사정법을 체계적으로 정확하게 습득할 수 있을 것으로 기대된다.

1) 건강사정 실습 목적

건강사정 및 실습은 인간의 건강유지 및 증진과 건강을 회복시키는 측면에서 과학적이고 체계적인 방법인 간호과정을 이용하여 비판적 사고과정을 통해 간호문제를 확인하고 양질의 간호중재법을 시행할 수 있도록 적절한 시기에 환자의 건강요구를 정확히 사정하기위한 실질적인 건강사정 기술을 익히는 과목이다.

대상자의 건강요구를 정확히 사정하기 위한 건강사정지식과 기술을 익혀 올바른 간호진단을 내릴 수 있는 능력을 함양하도록 건강사정 방법 (피부, 모발, 조갑, 눈, 귀, 코, 인후, 호흡기계, 심혈관계, 유방, 액와, 위장관계, 비뇨생식기계, 근골격계, 신경계)을 습득한다.

2) 프로그램 학습성과 항목과 수준 및 학습목표의 연계성

프로그램 학습성과	수준	학습목표
1. 교양지식과 전공지식을 기반으로 비판적 사고를 통해 간호과정을 적용하여 전인간호를 제공한다.		1. 연령별 대상자의 총체적 건강요구를 정확히 사정하기위한 다양한 교양지식과 전공지식에 근거한 간호술을 통합하기 위하여 건강사정 지식과 기술을 익혀 올바른 간호과정을 수행할 수 있다.
2. 대상자의 간호상황에 따른 핵심 기본간호술을 선택하여 실행한다.	Level 2	2. 치료적 의사소통술을 발휘하고 문화적 이해를 바탕으로 국내외 다양한 대상자의 간호요구에 대처하기 위하여 정확한 간호과정의 적용과 핵심간호술을 선택하여 수행할수 있다.
3. 언어적 비언어적 상호작용을 통한 치료적 의사소통을 적용한다.		3. 건강사정시 문화적 이해를 바탕으로 언어적, 비언어적 상호작용을 통한 치료적 의사소통술을 적용하고 한다.
5. 간호실무의 간호전문직 표준을 알고 평가하며 법적, 윤리적 기준을 알고 간호실무에 통합한다.		5. 인간생명을 존중하고 간호전문직의 표준을 알고 평가하며 윤리적, 법적기준을 알고 간호실무에 통합한다.

3) 실습지침서 목적

(1) 학습성과 중심의 교육프로그램에서 간호학과 학생들이 건강사정실습을 통해 학습할 지식, 기술, 태도를 총체적이고 통합적으로 제시하여 체계적인 교육이 될수 있도록 유도하고자 한다.
(2) 건강사정 실습을 통해 관찰하고 수행할 기본적인 실습항목을 제시하고 이에 대해 인식하고 실천하면서 실습에 대한 자가평가 및 분석을 통해 실습의 질을 높이고자 한다.

4) 실습지침서 활용법

(1) 본 지침서는 건강사정실습 시간에 항상 휴대하여야 한다.
(2) 본 지침서는 매 실습종료후 담당교수에게 제출하면서 평가받도록 한다.

5) 학습성과의 내용 및 평가방법

지식, 기술, 태도 기반 체크 리스트						
항 목	평가내용		점수	1	2	3
지 식 (3)	해당 건강사정의 간호목표를 잘 이해하고 이를 환자간호에 반영할 수 있다.						
	지식 및 이론에 근거를 두고 문제를 발견할 수 있다.						
	표준 질문에 80% 이상 정답을 말할 수 있다.						
기 술 (1)	해당 실습의 체크 리스트에서 완전수행을 70% 이상 할 수 있다.						
태 도 (4)	원만하고 협조적인 대인관계를 유지하며 실습에 적극적으로 임한다.						
	규칙과 규정을 준수하고 실습을 성실히 수행하며 책임감이 있다						
	외모와 복장이 단정하다.						
	실습후 사용한 물품을 제자리에 정리한다.						

분류	학습성과평가방법		
지식	• 중간고사	• 주관 단답식	30 (%)
	• 기말고사		30 (%)
기술	• 사정술 평가	평가 체크리스트(A)	20 (%)
	• 출석	출석부 체크	10 (%)
태도	• 평가 지침서	평가 체크리스트(B)	10 (%)
	총점		100(%)

6) 학습성과 목표성취수준

수강학생정원의 70% 이상이 중 이상의 수준에 도달

7) 건강사정 실습 오리엔테이션 및 실습준비

(1) 머리는 단정하게 정리한다.
(2) 가운은 깨끗하게 준비하여 입는다
(3) 신발은 단화나 실내화를 신는다.
(4) 손톱은 짧고 깨끗하게 한다.
(5) 10분전에 실습실에 와서 실습준비를 한다.
(6) 3회 지각은 1회 결석으로 한다.
(7) 휴대폰은 전원을 꺼서 넣어둔다.
(8) 실습시간동안 자기 소지품 관리를 철저히 한다.

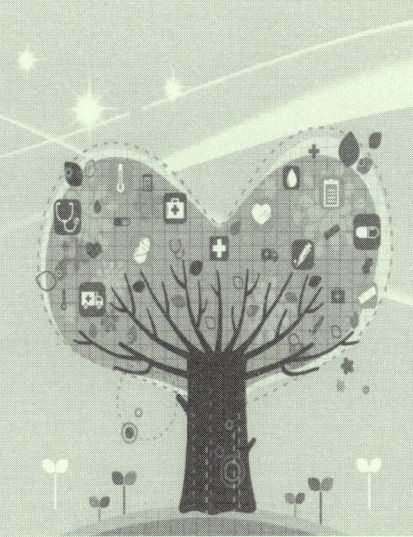

제 2 부

건강사정실습 내용

1. 전반적 건강력 조사 및 사정기법
2. 전반적 상태와 정신상태 사정
3. 통증 및 영양 사정
4. 피부, 모발, 손발톱 사정
5. 머리, 목, 림프계와 눈 사정
6. 귀, 코, 구강, 인후 사정
7. 호흡기계 사정
8. 유방과 액와 사정
9. 심혈관계, 말초 혈관계 사정
10. 복부 사정
11. 비뇨 생식기계 사정
12. 근골격계 사정
13. 신경계 사정 Ⅰ
14. 신경계 사정 Ⅱ

1. 전반적 건강력 조사 및 사정기법

1) 문진
- 인적사항
- 주호소
- 현병력
- 과거력
- 가족력
- 가계도

2) 시진
전반적 외양 사정 (색, 윤곽, 모양 등)
양측의 대칭성 확인

3) 청진
호흡음, 장음
- 가슴에 청진기를 대고 호흡시의 폐음을 듣는다.
- 하복부 쪽에 청진기를 대고 장의 소리를 듣는다.
  이때 물 흐르는 소리가 나야하며, 이 소리가 들리지 않으면 환자의 장이 막힌 것이다.

4) 타진
- 손가락 타진법은
  _____
  _____
  _____

- 주먹타진법은
  _____
  _____

5) 촉진
가벼운 촉진법, 심부촉진법
- 환자를 침대에 눕힌 뒤 갈비뼈 선 밑쪽을 눌러서 간의 위치를 파악해본다.(성인의 경우 파악이 되면 문제가 있는 것임)
- 환자의 등쪽에 손을 받치고 배를 눌러본다.

건강사정법 실습평가지

실습명 : 전반적 건강력 및 사정기법

실습년월일 : _____
학　　　번 : _____
이　　　름 : _____

번호	평 가 내 용	수행	부분수행	수행안함
1	태도, 준비, 복장, 머리			
2	손을 씻는다.			
3	물품을 준비한다.			
4	호명으로 대상자를 확인한다.			
5	목적과 방법을 설명한다.			
6	가족력을 작성한다.			
7	촉진법(가벼운 촉진법, 심부촉진법)을 시행한다			
8	타진법(손가락타진법, 주먹타진법)을 시행한다.			
9	청진법(호흡음, 장음)을 시행한다.			
10	TPR, BP, 신장, 체중측정을 한다.			
11	사용한 물품을 정리한다.			
12	기록을 한다.			

건강사정실습 보고서

반　　조　　학번:　　　　이름:

실습일시	20　.　.	실습주제	
실습시 준비물			
실습내용 및 결과			
실습시 유의할점			
자가평가			

2. 전반적 상태와 정신상태 사정

* 실습내용
  1) 약식 정신상태 검사
  2) 인지기능
  3) 신체외양

* 정신건강사정 비정상 상태 사정

  1) 사고과정의 비정상
  일탈 : 이야기하는 도중에 갑자기 다른 주제를 이야기하기 시작
  사고의 비약
  신어조작증
  차단
  우원증
  보속증 : 단어나 생각을 지속적으로 반복함
  작화
  복합음 : 의미보다는 소리에 치중
  메아리증
  사고산란

  2) 사고내용의 비정상
  편집증 : 되풀이되는 통제할수 없는 사고
  강박증 : 편집증을 완화하려고 시도하는 반복적인 행동
  공포
  이인증
  망상 : 다른 사람과 공유할수 없는 잘못되고 고착된 신념
  내용의 빈곤

  3) 인지기능의 비정상
  착각 : _____
  환각 : _____

건강사정법 실습평가지

실습명 : 전반적 상태와 정신상태 사정

실습년월일 : _____
학   번 : _____
이   름 : _____

번호	평 가 내 용	수행	부분 수행	수행 안함
1	태도, 준비, 복장, 머리			
2	손을 씻는다.			
3	물품을 준비한다.			
4	호명으로 대상자를 확인한다.			
5	목적과 방법을 설명한다.			
6	신체외양을 사정한다.			
7	보행상태를 사정한다.			
8	위생상태를 사정한다.			
9	인지기능을 사정한다(지남력, 최근기억, 먼기억).			
10	정신상태를 사정한다(불안, 스트레스, 우울검사, MMSE).			
11	사용한 물품을 정리한다.			
12	기록을 한다.			

간이정신상태 검사
MMSE K (24이상 정상, 18-23 경도, 17이하 중등도)

번호 :　　　　　　　　　　　검사일 :

항목		답	점수
지남력(시간)	년		0　1
	월		0　1
	일		0　1
	요일		0　1
	계절		0　1
지남력(장소)	나라		0　1
	시, 도		0　1
	무엇 하는 곳		0　1
	현재 장소 명		0　1
	몇층		0　1
기억등록	비행기		0　1
	연필		0　1
	소나무		0　1
주의집중 및 계산	100-7		0　1
	-7		0　1
	-7		0　1
	-7		0　1
	-7		0　1
기억회상	비행기		0　1
	연필		0　1
	소나무		0　1
언어	이름대기 (2)		0　1　2
	명령시행 (3)		0　1　2　3
	따라말하기 (1)		0　1
	읽기 (1)		0　1
	쓰기 (1)		0　1
시공간구성능력	오각형 (1)		0　1
총점			점

건강사정실습 보고서

반　조　　학번:　　　　이름:

실습일시	20 . .	실습주제	
실습시 준비물			
실습내용 및 결과			
실습시 유의할점			
자가평가			

3. 통증 및 영양 사정
3-1 통증 사정

조사자 :   조사대상자 :

* 성인과 아동에게 적합한 통증사정 도구는?

1) 외양

2) 신체구조 및 움직임

3) 대상자 행동

4) 통증 사정
 - 부위
 - 강도
 - 양상
 - 지속시간
 - 완화요인
 - 악화요인
 - 통증어휘(말로 표현한 것)

통증 척도
척도만들기

3-2. 영양 사정

* 실습내용

  1) 영양사정

  2) 체중, 키, BMI

  3) 허리-엉덩이 비율

  4) 피부두겹 두께

* 준비물 및 유의사항
  - 줄자, 칼리퍼
    체중 키 BMI측정기

영양 사정

검사자 :　　　　　　　　대상자 :

1. 식이 사정

전날 아침		비고
전날 점심		
전날 저녁		
전날 식사외 섭취		
당일 아침		
당일 점심		
당일 저녁		
당일 식사외 섭취		

2. 체중증가
    체중감소
    에너지 수준의 변화
    식욕이나 미각의 변화
    연하곤란
    오심
    구토
    설사
    변비
    손톱이나 피부의 변화
    음식 알레르기
    기호식품
    비타민제 등 보조제 복용
    과거 병력

3. 키 (   ), 체중 (   )

   표준체중 계산 후 판정

   BMI 계산 후 판정

4. 허리-엉덩이 비율 = 허리(cm)/엉덩이(cm) (   )
   정상범위 = 여성 0.8 이하, 남성 1.0 이하

5. 피부두겹두께(triceps skinfold thickness) (   )mm

6. 팔 중간부위 둘레(mid-arm circumference) (   )cm

7. 팔 중간부위 근육둘레 (   )cm
   계산법 = 팔 중간부위 둘레-(삼두근 피부두겹두께 X 3.14)

8. 혈액임상 검사

참고 : 영양장애 평가

부위	징후 증상
전체적 외형	
피부, 모발, 조갑	
눈	
인후와 구강	
심혈관	
위장관	
근골격	
신경계	

건강사정법 실습평가지

실습명 : 영양 사정

실습년월일 : _____
학　　번 : _____
이　　름 : _____

번호	평가내용	수행	부분수행	수행안함
1	태도, 준비, 복장, 머리			
2	손을 씻는다.			
3	물품을 준비한다.			
4	호명으로 대상자를 확인한다.			
5	목적과 방법을 설명한다.			
6	영양 사정을 한다.			
7	허리-엉덩이 비율을 측정한다.			
8	체중을 측정한다.			
9	키를 측정한다.			
10	BMI를 측정한다.			
11	사용한 물품을 정리한다.			
12	기록을 한다.			

제2부 : 건강사정실습 내용

건강사정실습 보고서

반　조　　학번:　　　이름:

실습일시	20　.　.	실습주제	
실습시 준비물			
실습내용 및 결과			
실습시 유의할점			
자가평가			

4. 피부, 모발, 손발톱 사정

* 실습내용
  1) 피부: 피부색, 혈관변화, 살결과 탄력성, 습도, 피부온도, 피부병변, 긴장도, 주름, 위생, 병소
  2) 손발톱: 모양, 경도, 색, 병소
  3) 두피, 모발: 분포, 결, 기생충, 병소

* 준비물 및 유의사항
  - 피부사정, 두경부사정(video)
  - 이동식 보조등, 확대경

건강사정법 실습평가지

실습명 : 피부, 모발, 손발톱 사정

실습년월일 : _____

학   번 : _____

이   름 : _____

번호	평가 내용	수행	부분 수행	수행 안함
1	태도, 준비, 복장, 머리			
2	손을 씻는다.			
3	물품을 준비한다.			
4	호명으로 대상자를 확인한다.			
5	목적과 방법을 설명한다.			
6	피부색, 습기, 피부온도, 긴장도, 결, 주름, 피부위생, 병소를 사정한다.			
7	두피, 모발을 사정한다(분포, 결, 기생충, 병소).			
8	두부윤곽, 안면의 대칭성을 사정한다.			
9	갑상선, 림프절을 사정한다.			
10	손 발톱을 사정한다(모양, 경도, 색, 병소).			
11	사용한 물품을 정리한다.			
12	기록을 한다.			

■ 피부사정

사정	결과	비고
전반적인 피부색(햇볕에 타지 않은 부위에서 사정)		
전신 피부색이 일관성		
수분상태		
혈관분포와 부종		
색소 침착, 주근깨		
찰과상이나 표피박리 긴장도 탄력성		
가동성		
질감과 두께		
피부표면 온도		
병변		

■ 손톱과 모발 사정

사정	결과	비고
손톱의 굴곡		
손톱의 질감		
색깔 및 모세혈관의 회복성		
창백실험 모세혈관 회복		
모발 성장 및 분포		
모발질감과 유분		
두피		
기생충 서식		

5. 머리, 목, 림프계와 눈 사정

* 실습내용
  1) 눈 시진: 안검시진, 결막시진, 각막시진
  2) 누낭 촉진
  3) 동공검사(직접대광반사, 교감대광반사), 동공의 수렴
  4) 시력검사, 시야검사
  5) 외안근기능사정: 각막 빛 반사, 6방향위치, 차폐법
  6) 내안구조검사: 검안경
  7) 머리, 목, 림프 사정

* 준비물 및 유의사항
  - 검안경, 펜라이트,
    면솜, 볼펜, 눈가리개, video

건강사정법 실습평가지

실습명 : 눈과 시각계 사정

실습년월일 : _____
학   번 : _____
이   름 : _____

번호	평가 내용	수행	부분수행	수행안함
1	태도, 준비, 복장, 머리			
2	손을 씻는다.			
3	물품을 준비한다.			
4	호명으로 대상자를 확인한다.			
5	목적과 방법을 설명한다.			
6	시력검사, 시야검사, 외안근기능사정을 시행한다.			
7	각막반응검사를 시행한다.			
8	동공반사검사를 시행한다.			
9	조절기능반사검사를 시행한다.			
10	내안검사(검안경)를 시행한다.			
11	사용한 물품을 정리한다.			
12	기록을 한다.			

건강사정실습 보고서

반　　조　　학번:　　　　이름:

실습일시	20　.　.	실습주제	
실습시 준비물			
실습내용 및 결과			
실습시 유의할점			
자가평가			

6. 귀, 코, 구강, 인후 사정

* 실습내용

　　귀 – 1) 귀의 해부학적 형태(시진, 촉진)
　　　　 2) 외이도 사정(검이경)
　　　　 3) 이주촉진
　　　　 4) 고막사정(검이경)
　　　　 5) 청력기능사정: 속삭이는 소리, 시계소리, 음차이용

　　코 – 1) 코의 시진
　　　　 2) 전두동, 상악동 촉진

　　입 – 1) 입술 : 색, 대칭성, 습도, 병소
　　　　 2) 치아 : 색, 수, 특징, 병소
　　　　 3) 구강, 인후 : 편도선, 구개수, 병소
　　　　 4) 혀 : 시진, 대칭성 병소

* 준비물 및 유의사항
　　– 비경, 압설자, 거즈, 검이경, 펜라이트, 치아검진경, video

건강사정법 실습평가지

실습명 : 귀, 코, 구강, 인후 사정

실습년월일 : _____
학　　번 : _____
이　　름 : _____

번호	평 가 내 용	수행	부분 수행	수행 안함
1	태도, 준비, 복장, 머리			
2	손을 씻는다.			
3	물품을 준비한다.			
4	호명으로 대상자를 확인한다.			
5	목적과 방법을 설명한다.			
6	귀의 해부학적 형태 사정한다(시진, 촉진).			
7	외이도 사정, 이주촉진, 고막사정을 시행한다(검이경).			
8	청력기능을 사정한다(속삭이는 소리, 시계소리, 음차이용).			
9	코의 시진, 전두동 상악동 촉진을 시행한다.			
10	입술을 사정한다(색, 대칭성, 습도, 병소).			
11	치아를 사정한다(색, 수, 특징, 병소).			
12	구강, 인후를 사정한다(편도선, 구개수, 병소).			
13	혀를 사정한다(시진, 대칭성, 병소).			
14	사용한 물품을 정리한다.			
15	기록을 한다.			

■ 귀 건강사정

1. 건강력
    귀의 통증이 있는가?
    감염이 있는가?
    분비물이 나오는가?
    청력에 이상이 있는가?
    -
    -
    -
    -
    -

2.

		정상	결과	비고
모양	다윈결절이 없다			
	꽃양배추양 귀가 아니다			
	동풍결절이 없다			
이개	얼굴색과 비슷한 색			
	좌우 대칭			
	눈높이와 같다			
	질감이 매끄럽다			
	촉진시 압통이 없고 잘 움직이고 단단하다			
	귀볼이 잘 구부러진다.			
외이도	귀지가 약간 건조하거나 축축하며 회색 혹은 갈색이다.			
고막	진주빛 회색으로 반투명이다			
	연하시 고막이 약간 움직인다			
	빛반사가 있다			
	추골에 촘촘한 백색선이 보인다			
	umbo가 오목하다			
	annulus가 보이며 회백색이다			
청력	whispered voice 검사결과 잘 들린다			
	Weber 검사			
	Rinne 검사			

■ 코와 부비동 건강사정

1. 건강력
   비출혈이 있나요?
   알레르기가 있나요?
   후각의 변화가 있나요?
   비강 분비물이 있나요?
   -
   -
   -
   -

2.

	정상	결과	비고
외비	폐색이 없다		
	외비가 대칭이고 분비물, 압통, 병변이 없다		
내비	비중격이 중앙에 있고 소량의 분비물이 있다		
	점막은 분홍색이고 병변이 없다		
부비동 (전두동, 상악동)	압통이 없다		
	불빛이 비친다		
	양쪽이 대칭이다		

■ 구강과 인후 촉진

1. 건강력
   궤양이 있는가?
   통증이 있는가?
   잇몸출혈이 있는가?
   쉰 목소리나 목소리의 변화가 있는가?
   삼키는데 어려움이 있는가?
   미각의 변화가 있는가?
   흡연을 하는가?
   -
   -
   -
   -

2.

	정상	결과	비고
입술	거의 분홍색이고 부드럽고 촉촉한 감촉이며 대칭으로 입술을 오무릴 수 있다		
입술 내부 및 볼점막	거의 분홍색이며 촉촉하고 부드러우며 탄력있는 감촉(노인은 침분비가 적어 약간 건조)		
치아	영구치 32개 매끈하고 회색의 법랑질		
잇몸	분홍색이며 촉촉하고 단단한 질감이며 퇴축이 없다		
혀	중앙에 위치, 분홍색이고		
	촉촉하고 약간 거칠며 엷은 백태		
	자유롭게 움직임		
	혀밑에 부드럽게 돌출된 정맥		
구개	밝은 분홍, 매끈한 연구개 밝은 분홍색의 경구개 보다 불규칙한 질감		
구개수	연구개의 중앙선의 위치		
비강 인두 및 편도선	후부가 분홍색이고 정상크기		

7. 호흡기계 사정

* 호흡기계 실습내용
  1) 흉부전측면의 Line 알기
  2) 호흡음 사정
  3) 흉부확장검사
  4) 호흡양상 사정
  5) 흉부후면의 사정
  6) 호흡음 청진

* 준비물 및 유의사항
  - 청진기, 줄자, video

건강사정법 실습평가지

실습명 : 호흡기계 사정

실습년월일 : _____
학 번 : _____
이 름 : _____

번호	평 가 내 용	수행	부분 수행	수행 안함
1	태도, 준비, 복장, 머리			
2	손을 씻는다.			
3	물품을 준비한다.			
4	호명으로 대상자를 확인한다.			
5	목적과 방법을 설명한다.			
6	흉부전측면의 Line을 안다.			
7	호흡음을 사정한다.			
8	흉부확장검사를 시행한다.			
9	호흡양상을 사정한다.			
10	흉부후면의 사정을 시행한다.			
11	호흡음 청진을 시행한다.			
12	사용한 물품을 정리한다.			
13	기록을 한다.			

8. 유방과 액와 사정

* 유방과 액와 실습내용
  1) 유방자가진단법
  2) 유방 시진
  3) 유방 촉진
  4) 액와림프의 촉진

* 준비물 및 유의사항
  - 각종 유방모형, video

건강사정법 실습평가지

실습명 : 유방과 액와사정

실습년월일 : _____
학　　번 : _____
이　　름 : _____

번호	평 가 내 용	수행	부분수행	수행안함
1	태도, 준비, 복장, 머리			
2	손을 씻는다.			
3	물품을 준비한다.			
4	호명으로 대상자를 확인한다.			
5	목적과 방법을 설명한다.			
6	유방자가진단법을 시행한다.			
7	유방을 시진한다.			
8	유방을 촉진한다.			
9	액와림프를 촉진한다.			
10	사용한 물품을 정리한다.			
11	기록을 한다.			

건강사정실습 보고서

반   조   학번: 이름:

실습일시	20 . .	실습주제	
실습시 준비물			
실습내용 및 결과			
실습시 유의할점			
자가평가			

9. 심혈관계, 말초 혈관계 사정

* 실습내용
    1) 심음청진
    2) 하지부종 촉진
    3) 혈압측정
    4) 전신의 말초맥박 측정

* 준비물 및 유의사항
    - 혈압계, 청진기, 심음테이프, video

건강사정법 실습평가지

실습명 : 심혈관계 사정

실습년월일 : _____
학   번 : _____
이   름 : _____

번호	평 가 내 용	수행	부분수행	수행안함
1	태도, 준비, 복장, 머리			
2	손을 씻는다.			
3	물품을 준비한다.			
4	호명으로 대상자를 확인한다.			
5	목적과 방법을 설명한다.			
6	혈압을 측정한다.			
7	심음청진을 시행한다.			
8	전신의 말초맥박을 측정한다.			
9	하지부종 촉진을 시행한다.			
10	사용한 물품을 정리한다.			
11	기록을 한다.			

10. 복부 사정

* 실습내용
    1) 복부시진
    2) 장음청진
    3) 복부타진
    4) 간타진
    5) 복부촉진

* 준비물 및 유의사항
    - 청진기, video

건강사정법 실습평가지

실습명 : 복부 사정

실습년월일 : _____

학   번 : _____

이   름 : _____

번호	평 가 내 용	수행	부분 수행	수행 안함
1	태도, 준비, 복장, 머리			
2	손을 씻는다.			
3	물품을 준비한다.			
4	호명으로 대상자를 확인한다.			
5	목적과 방법을 설명한다.			
6	복부시진을 시행한다.			
7	복부타진을 시행한다.			
8	복부촉진을 시행한다.			
9	간타진을 시행한다.			
10	장음청진을 시행한다.			
11	사용한 물품을 정리한다.			
12	기록을 한다.			

건강사정 실습지침서

건강사정실습 보고서

반   조   학번: 이름:

실습일시	20 . .	실습주제	
실습시 준비물			
실습내용 및 결과			
실습시 유의할점			
자가평가			

11. 비뇨 생식기계 사정

* 실습내용
  1) 신장타진
  2) 부종

* 준비물 및 유의사항
  - 소변검사(uristics)
    비뇨기계 모형, 남,여 생식기계 모형, video

건강사정법 실습평가지

실습명 : 비뇨생식기계 사정

실습년월일 : _____
학   번 : _____
이   름 : _____

번호	평 가 내 용	수행	부분 수행	수행 안함
1	태도, 준비, 복장, 머리			
2	손을 씻는다.			
3	물품을 준비한다.			
4	호명으로 대상자를 확인한다.			
5	목적과 방법을 설명한다.			
6	신장타진을 시행한다.			
7	부종을 사정한다.			
8	비뇨기계 구조를 안다.			
9	생식기계 구조를 안다.			
10	사용한 물품을 정리한다.			
12	기록을 한다.			

12. 근골격계 사정

* 실습내용
  1) 몸체와 자세 사정
  2) 보행사정
  3) 전신의 관절 사정

* 준비물 및 유의사항
  - 유연성검사(줄자),
    악력계, 관절운동측정기 (gonimeter), video

건강사정법 실습평가지

실습명 : 근골격계 사정

실습년월일 : _____
학　　　번 : _____
이　　　름 : _____

번호	평가내용	수행	부분수행	수행안함
1	태도, 준비, 복장, 머리			
2	손을 씻는다.			
3	물품을 준비한다.			
4	호명으로 대상자를 확인한다.			
5	목적과 방법을 설명한다.			
6	관절부위사정을 시행한다.			
7	근력을 사정한다.			
8	대칭성을 사정한다.			
9	움직임을 사정한다.			
10	통증을 사정한다.			
11	사용한 물품을 정리한다.			
12	기록을 한다.			

■ 근골격계 건강사정

1) 문진

① 현재력
* 관절의 통증과 문제가 있는지 통증이 있다면 그 위치까지 사정한다.
(양측의 통증은 류마치스성 관절염이며, 일측 통증은 근골격계 질환이다)

* 통증의 질, 양, 발생, 시간, 빈도, 악화 요인 등을 사정한다.

* 요통의 경험이 있을 경우 뻣뻣함, 마찰음 등이 동반하는지 사정한다.

* 근육통이나 경련이 있는지 사정한다.

② 과거력
* 과거에 골이나 관절에 영향을 주는 사고나 외상 경험

③ 가족력
* 가족중에 골다공증, 통풍, 관절염, 골결핵을 앓은 사람 사정

④ 연령에 따른 변화

- 건강관리 양상
* 근골격계의 문제가 일상생활 활동에 제한을 초래하는지 사정한다.
  (목욕, 배변, 배뇨, 옷입기, 옷치장, 식사, 걷기, 자리에 들고 일어나기, 의사소통)

* 최근 체중 증가가 있는지 사정한다.

* 아스피린, 항염제, 근이완제 같은 약물을 복용하는지 사정한다.

- 역할과 관계양상
* 만성적 기능 장애나 기형이 있을 때 주의사람에게 영향을 미치는지 사정한다.

2) 시진

전반적 시진

걷기(gross motor activity)

(내반슬 외반슬 평가 포함)

서있기 (측만, 후만, 전만 상태 확인)

각 관절의 ROM 평가

3) 전문적 기술

⟨muscle strength⟩

단계	평가	비고
0	muscle contraction 없음	
1	muscle contraction 약간 있음	
2	중력없이 움직인다.	
3	중력하에서 움직인다.	
4	중력, 약한 저항에 움직인다.	
5	중력, 강한 저항에 움직인다.	

수근관증후근 검사법

     Phalen test -

     Tinel test -

Bulge sign
- 슬개골의 외측면 바로 뒤를 누르거나 두드린다.(관절의 액체 검사)

Ballottement 검사
- 왼손으로 슬개골 상낭을 누른 후에 오른손으로 슬개골을 대퇴골 쪽으로 누른다.

Allis검사
- 영아를 눕힌 후 무릎을 구부려 위쪽으로 밀어 올린 뒤 무릎의 높이가 같은지 본다.

McMurray's test
Meniscus exam, (+)통증, 딸깍거림

건강사정실습 보고서

반   조   학번: 이름:

실습일시	20 . .	실습주제	
실습시 준비물			
실습내용 및 결과			
실습시 유의할점			
자가평가			

13. 신경계 사정 I

* 실습내용
  1) 12신경 사정: 후신경, 시신경, 동안신경, 활차신경, 삼차신경, 외전신경, 안면신경, 청신경, 설인신경, 미주신경, 부신경, 설하신경

* 준비물 및 유의사항
  - 햄머, pen light, video

건강사정법 실습평가지

실습명 : 신경계 사정 I

실습년월일 : _____
학   번 : _____
이   름 : _____

번호	평 가 내 용	수행	부분 수행	수행 안함
1	태도, 준비, 복장, 머리			
2	손을 씻는다.			
3	물품을 준비한다.			
4	호명으로 대상자를 확인한다.			
5	목적과 방법을 설명한다.			
6	12신경기능검사를 시행한다.			
7	사용한 물품을 정리한다.			
8	기록을 한다.			

14. 신경계 사정 II

* 실습내용
  1) 감각기능 사정: 가벼운 접촉, 통증, 진동감각, 입체감각, 두지점식별, 서화감각, 운동감각
  2) 반사감각 사정: 이두박근, 삼두박근, 요골상완근, 복부반사
  3) 소뇌기능, 섬세한 운동

* 준비물 및 유의사항
  - 햄머, pen light, video

건강사정법 실습평가지

실습명 : 신경계 사정 II

실습년월일 : _____

학　　번 : _____

이　　름 : _____

번호	평 가 내 용	수행	부분 수행	수행 안함
1	태도, 준비, 복장, 머리			
2	손을 씻는다.			
3	물품을 준비한다.			
4	호명으로 대상자를 확인한다.			
5	목적과 방법을 설명한다.			
6	감각기능검사를 시행한다.			
7	반사감각기능검사를 시행한다.			
8	소뇌기능검사를 시행한다.			
9	섬세한 운동검사를 시행한다.			
10	사용한 물품을 정리한다.			
11	기록을 한다.			

건강사정실습 보고서

반　　조　　학번:　　　　이름:

실습일시	20 . .	실습주제	
실습시 준비물			
실습내용 및 결과			
실습시 유의할점			
자가평가			

학생 자가평가표

– 건강사정실습 –

20   학년도

학년	학기	학 번	이 름	건강사정 주제	기 간

평가표

지식, 기술, 태도 기반 체크 리스트					
항 목	평가내용	점수	1	2	3
지 식 (3)	해당 건강사정의 간호목표를 잘 이해하고 이를 환자간호에 반영할 수 있다.				
	지식 및 이론에 근거를 두고 문제를 발견할수 있다.				
	표준 질문에 80% 이상 정답을 말할수 있다.				
기 술 (1)	해당 실습의 체크 리스트에서 완전수행을 70% 이상 할수 있다.				
태 도 (4)	원만하고 협조적인 대인관계를 유지하며 실습에 적극적으로 임한다.				
	규칙과 규정을 준수하고 실습을 성실히 수행하며 책임감이 있다				
	외모와 복장이 단정하다.				
	실습후 사용한 물품을 제자리에 정리한다.				

부 록

1) 간호진단목록

Box 7-1 ● NANDA 국제 간호진단

영역 1: Health Promotion(건강증진)
- 범주 1 Health Awareness(건강에 대한 인식)
  Deficient **Diversional activity**(여가활동 부족)
  Sedentary **Lifestyle**(좌식 생활양식)
- 범주 2 Health Management(건강관리)
  Deficient community **Health**(불충분한 지역사회 건강)
  Ineffective family therapeutic regimen management(가족의 비효율적 치료법 관리)
  Ineffective **Health maintenance**(비효율적 건강유지)
  Ineffective **Protection**(방어능력 저하)
  Ineffective **Self-health management**(비효율적 자가 건강관리)
  Readiness for enhanced **Immunization status**(면역상태 증진가능성)
  Readiness for enhanced **Self-health management**(자가건강관리 증진가능성)
  Risk-prone **Health behavior**(위험경향 건강행위)

영역 2: Nutrition(영양)
- 범주 1 Indigestion(소화 불량)
  Imbalanced **Nutrition**: less than body requirements(영양불균형: 영양부족)
  Imbalanced **Nutrition**: more than body requirements(영양불균형: 영양과다)
  Impaired **Swallowing**(연하장애)
  Ineffective infant **Feeding pattern**(비효율적 영아수유양상)
  Insufficient **Breast milk**(비효율적 모유 수유)
  Readiness for enhanced **Nutrition**(영양향상 가능성)
  Risk for Imbalanced **Nutrition**: More than Body Requirements(영양과다 위험성)
- 범주 2 Digestion(소화)
- 범주 3 Absorption(흡수)
- 범주 4 Metabolism(대사)
  Neonatal **Jaundice**(신생아황달)
  Risk for impaired **Liver function**(장애위험성)
  Risk for neonatal **Jaundice**(신생아 황달 위험성)

Risk for unstable **Blood glucose level**(불안정(한) 혈당위험성)
- 범주 5 Hydration(수화)
  Deficient **Fluid volume**(체액부족)
  Excess **Fluid volume**(체액과다)
  Readiness for enhanced **Fluid balance**(체액균형 증진가능성)
  Risk for deficit **Fluid volume**(체액부족 위험성)
  Risk for **Electrolyte imbalance**(전해질 불균형 위험성)
  Risk for imbalanced **Fluid volume**(체액불균형 위험성)

영역 3: Elimination and exchange(배설과 교환)
- 범주 1 Urinary Function(요기능)
  Functional urinary **Incontinence**(기능적 요실금)
  Impaired **Urinary elimination**(배뇨장애)
  Overflow urinary **Incontinence**(축뇨성 요실금)
  Readiness for enhanced **Urinary elimination**(배뇨 증진가능성)
  Reflex urinary **Incontinence**(신경인성 요실금)
  Risk for Urge urinary **Incontinence**(절박성 요실금 위험성)
  Stress urinary **Incontinence**(긴장성 요실금)
  Urge urinary **Incontinence**(절박성 요실금)
  Urinary retention(요정체)
- 범주 2 Gastrointestinal Function(위장관 기능)
  Bowel **Incontinence**(변실금)
  Constipation(변비)
  Diarrhea(설사)
  Dysfunctional **Gastrointestinal motility**(위장관 운동기능장애)
  Perceived **Constipation**(변비)
  Risk for **Constipation**(변비위험성)
  Risk for dysfunctional **Gastrointestinal motility**(위장관 운동기능장애 위험성)
- 범주 3 Integumentary Function(피부기능)
- 범주 4 Respiratory Function(호흡기능)
  Impaired **Gas exchange**(가스교환장애)

(계속)

Box 7-1 ● NANDA 국제 간호진단

영역 4: Activity/Rest(활동/휴식)
- 범주 1 Activity/Rest(활동/휴식)
Disturbed **Sleep pattern**(수면 양상 장애)
Insomnia(불면증)
Readiness for enhanced **Sleep**(수면증진 가능성)
Sleep deprivation(수면박탈)
- 범주 2 Activity/Exercise(활동/운동)
Impaired bed **Mobility**(침상 기동성 장애)
Impaired physical **Mobility**(운동장애)
Impaired **Transfer ability**(이동능력장애)
Impaired **Walking**(보행장애)
Impaired wheelchair **Mobility**(휠체어 기동성 장애)
Risk for **Disuse syndrome**(비사용 증후군 위험성)
- 범주 3 Energy Balance(에너지 균형)
Disturbed **Energy field**(에너지 교류장애)
Fatigue(피로)
Wandering(배회)
- 범주 4 Cardiovascular/Pulmonary Response (심장혈관/폐 반응)
Activity intolerance(활동의 지속성장애)
Decreased **Cardiac output**(심박출량 감소)
Dysfunctional **Ventilatory weaning response** (호흡기제거에 대한 부적응)
Impaired **Spontaneous ventilation**(자발적 환기장애)
Ineffective **Breathing pattern**(비효율적 호흡양상)
Ineffective peripheral **Tissue perfusion**(비효율적 말초조직관류 장애)
Risk for **Activity intolerance**(활동의 지속성 장애위험성)
Risk for decreased cardiac **Tissue perfusion** (심장 조직관류 감소 위험성)
Risk for ineffective cerebral **Tissue perfusion** (비효율적 뇌조직 관류 위험성)
Risk for ineffective gastrointestinal **Perfusion** (비효율적 위장관 관류 장애)
Risk for ineffective peripheral **Tissue perfusion** (비효율적 말초조직 관류 위험성)
Risk for ineffective **Renal perfusion**(비효율적 신장 관류 장애)
- 범주 5 Self-Care(자가간호)

Bathing **Self-care** deficit(자가간호결핍: 목욕)
Dressing **Self-care** deficit(자가간호결핍: 옷입기)
Feeding **Self-care** deficit(자가간호결핍: 식사하기)
Impaired **Home maintenance**(가정유지 장애)
Readiness for enhanced **Self-care**(자가간호 증진 가능성)
Self-neglect(자기태만)
Toileting **Self-care** deficit(자가간호결핍: 화장실이용)

영역 5: Perception/Cognition(지각/인지)
- 범주 1 Attention(주의)
Unilateral neglect(편측성 지각장애)
- 범주 2 Orientation(지남력)
Impaired **Environmental interpretation syndrome**(환경 인지장애 증후군)
- 범주 3 Sensation/Perception(감각/지각)
- 범주 4 Cognition(인지)
Acute **Confusion**(급성혼동)
Chronic **Confusion**(만성혼동)
Deficient **Knowledge**(지식부족)
Impaired **Memory**(기억장애)
Ineffective **Impulse control**(비효율적 충동조절)
Readiness for enhanced **Knowledge**(지식 증진가능성)
Risk for acute **Confusion**(급성혼돈 위험성)
- 범주 5 Communication(의사소통)
Impaired **Verbal communication**(언어적 의사소통 장애)
Readiness for enhanced **Communication**(의사소통 증진가능성)

영역 6: Self-Perception(자기 지각)
- 범주 1 Self-Concept(자아개념)
Disturbed **Personal identity**(자아정체성장애)
Hopelessness(절망감)
Readiness for enhanced **Self-concept**(자아개념증진 가능성)
Risk for compromised **Human dignity**(인간존엄성 손상위험성)
Risk for disturbed **Personal identity**(자아정체성 장애 위험성)

(계속)

Box 7-1 ● NANDA 국제 간호진단

Risk for **Loneliness**(외로움위험성)
- 범주 2 **Self-Esteem**(자존감)
Chronic low **Self-esteem**(만성적 자존감 저하)
Risk for chronic low **Self-esteem**(만성적 자존감 저하 위험성)
Risk for situational low **Self-esteem**(상황적 자존감 저하 위험성)
Situational low **Self-esteem**(상황적 자긍심저하)
- 범주 3 **Body Image**(신체상)
Disturbed **Body image**(신체상 장애)

영역 7: Role Relationships(역할 관계)
- 범주 1 Care-giving Roles(돌봄제공자 역할)
Care giver **Role strain**(돌봄제공자 역할부담감)
Impaired **Parenting**(부모역할장애)
Ineffective **Breastfeeding**(비효율적 모유수유)
Interrupted **Breastfeeding**(모유수유 중단)
Readiness for enhanced **Breastfeeding**(모유수유 증진가능성)
Readiness for enhanced **Parenting**(부모역할 증진 가능성)
Risk for care giver **Role Strain**(돌봄제공자 역할부담 위험성)
Risk for impaired **Parenting**(부모역할 장애위험성)
- 범주 2 Family Relationship(가족관계)
Dysfunctional **Family processes**(가족기능 장애)
Interrupted **Family processes**(가족기능 변화)
Readiness for enhanced **Family processes**(가족 기능 증진 가능성)
Risk for impaired **Attachment**(애정장애 위험성)
- 범주 3 Role Performance
Impaired **Social interaction**(사회적 상호작용장애)
Ineffective **Relationship**(비효율적 관계형성)
Ineffective **Role performance**(역할수행 장애)
Parental **Role conflict**(부모역할 갈등)
Readiness for enhanced **Relationship**(관계증신 가능성)
Risk for ineffective **Relationship**(비효과적 관계 위험성)

영역 8: Sexuality(성)
- 범주 1 Sexual Identity(성 정체성)
- 범주 2 Sexual Function(성 정의)
Ineffective **Sexuality pattern**(성문제 호소)
Sexual Dysfunction(성기능 장애)
- 범주 3 Reproduction(재생산)
Ineffective **Childbearing process**(비효율적 출산과정)
Readiness for enhanced **Childbearing process**(출산과정 증진가능성)
Risk for disturbed **Maternal-fetal dyad**(모아 관계 형성장애 위험성)
Risk for ineffective **Childbearing process**(비효율적 육아과정 위험성)

영역 9: Coping/Stress Tolerance(대처/스트레스내성)
- 범주 1 Post-Truma Response
Post-trauma syndrome(외상후 증후군)
Rape-trauma syndrome(강간상해 증후군)
Relocation **stress syndrome**(환경변화 스트레스 증후군)
Risk for **Post-trauma syndrome**(외상후 증후군)
Risk for **Relocation stress syndrome**(환경변화 스트레스 증후군 위험성)
- 범주 2 Coping Response(대처반응)
Adult failure to thrive(성인 성장 장애)
Anxiety(불안)
Chronic **Sorrow**(만성적 슬픔)
Complicated **Grieving**(복합적 비탄)
Compromised family **Coping**(손상된 가족대처)
Death anxiety(죽음불안)
Defensive **Coping**(방어적 대처)
Disabled family **Coping**(가족대처 불능)
Fear(두려움)
Grieving(슬픔)
Impaired individual **Resilience**(개인 회복려 장애)
Ineffective **Activity planning**(비효율적 활동계획)
Ineffective community **Coping**(비효율적 지역사회 대처)
Ineffective **Coping**(비효율적 대처)
Ineffective **Denial**(부정반응)

(계속)

Box 7-1 NANDA 국제 간호진단

Powerlessness(무력감)
Readiness for enhanced Coping(대응 향상가능성)
Readiness for enhanced family Coping(가족대처 증진가능성)
Readiness for enhanced Power(능력 증진가능성)
Readiness for enhanced Resilience(회복력 증진가능성)
Risk for complicated Grieving(복합적 비탄 위험성)
Risk for compromised Resilience(회복력 감소 위험성)
Risk for Ineffective Activity planning(비효율적 활동계획 위험성)
Risk for Powerlessness(무력감 위험성)
Stress overload(스트레스 과부하)
• 범주 3 Neurobehavioral stress(신경행동 스트레스)
Autonomic dysreflexia(자율신경 반사장애)
Decreased Intracranial adaptive capacity(두개내 적응능력 감소)
Disorganized infant Behavior(비조직적 영아 행동)
Readiness for enhanced organized infant Behavior(조직적 영아행동 증진가능성)
Risk for autonomic Dysreflexia(자율신경 반사장애 위험성)
Risk for disorganized infant Behavior(비조직적 영아 행동 위험성)

영역 10: Life Principles(삶의 원칙)
• 범주 1 Values(가치)
Readiness for enhanced Hope(희망 증진가능성)
• 범주 2 Beliefs(신념)
Readiness for enhanced Spiritual well-being (영적안녕 증진가능성)
• 범주 3 Values/Belife/Action Congruence(가치/신념/행동 일치)
Decisional conflict(의사결정 갈등)
Impaired Religiosity(손상된 신앙심)
Moral distress(도덕적 고뇌)
Noncompliance(불이행)
Readiness for enhanced Decision-making(의사결정 증진가능성)

Readiness for enhanced Religiosity(신앙심 증진가능성)
Risk for impaired Religiosity(신앙심 손상의 위험성)
Risk for Spiritual distress(영적고뇌 위험성)
Spiritual distress(영적고뇌)

영역 11: Safety/Protection(안전/보호)
• 범주 1 Infection(감염)
Risk for Infection(감염 위험성)
• 범주 2 Physical Injury(신체적 손상)
Delayed surgical recovery(수술 후 회복지연)
Impaired Dentition(치아상태 불량)
Impaired Oral mucous membrane(구강점막 손상)
Impaired Skin integrity(피부손상)
Impaired Tissue integrity(조직손상)
Ineffective Airway clearance(기도개방 유지불능)
Risk for Aspiration(기도흡인 위험성)
Risk for Bleeding(출혈 위험성)
Risk for Dry-eye(안구건조 위험성)
Risk for Falls(낙상 위험성)
Risk for impaired Skin integrity(피부손상 위험성)
Risk for Injury(손상 위험성)
Risk for Perioperative positioning injury(체위관련 손상 위험성)
Risk for Peripheral neurovascular dysfunction (말초 신경혈관 기능장애 위험성)
Risk for Shock(쇼크 위험성)
Risk for Sudden infant death syndrome(영아돌연사 증후군 위험성)
Risk for Suffocation(질식 위험성)
Risk for Thermal injury(온도손상 위험성)
Risk for Trauma(외상 위험성)
Risk for Vascular trauma(혈관손상 위험성)
• 범주 3 Violence(폭력)
Risk for Other-directed violence(타인에 대한 폭력 위험성)
Risk for Self-directed violence(자신에 대한 폭력 위험성)
Risk for Self-mutilation(자해 위험성)
Risk for Suicide(자살 위험성)

(계속)

Self-mutilation(자해)
- **범주 4** Environmental Hazards(환경위험)
Contamination(오염)
Risk for Contamination(오염 위험성)
Risk for Poisoning(중독 위험성)
- **범주 5** Defensive Processes(방어 과정)
Latex allergy response(라텍스 알레르기반응)
Risk for Adverse reaction to iodinated contrast media(요오드함유 조영제 부작용 위험성)
Risk for Allergy response risk(알레르기반응 위험성)
Risk for Latex allergy response(라텍스 알레르기반응 위험성)
Hyperthermia(고체온)
Hypothermia(저체온)
Ineffective Thermoregulation(비효율적인 체온조절)
Risk for imbalanced Body temperature (체온 불균형 위험성)

영역 12: Comfort(안위)
- **범주 1** Physical Comfort(신체적 안위)
- **범주 2** Environmental Comfort(환경적 안위)
- **범주 3** Social Comfort(사회적 안위)
Acute Pain(급성통증)
Chronic Pain(만성통증)
Impaired Comfort(안위손상)
Nausea(오심)
Readiness for enhanced Comfort(안위증진 가능성)
Social isolation(사회적 고립)

영역 13: Growth/Development(성장/발달)
- **범주 1** Growth(성장)
Risk for disproportionate Growth(성장불균형 위험성)
- **범주 2** Development(발달)
Delayed Growth and development(성장발달 지연)
Risk for delayed Development(발달지연 위험성)

출처: NANDA International 간호진단 정의와 분류 2012-2014. 정담미디어

2) 간호진단 시 알아야할 내용

1. 간호진단 진술의 오류방지

진단 진술을 기록하는 것은 지식과 연습이 필요하다. 진단진술의 정확성과 유용성을 높이고 실패를 줄이기 위해서 간호사는 몇 가지 오류를 피해야 한다.

1) 간호진단으로 오인하기 쉬운 것

간호사가 간호진단을 내릴 때 간호진단이 '될 수 있는 것'과 '될 수 없는 것'을 명확히 구분해야 한다. 현재 개발된 간호진단을 제대로 활용하고 간호진단의 정련이나 개발을 위해서 간호진단으로 오인되기 쉬운 것들에 대해 인식해야 한다. 이는 간호진단을 진술하는데 오류를 범하는 것을 막아 줄 것이다.

① 간호진단은 의학진단이 아니다.

간호진단은 간호사가 치료할 수 있는 환경과 상호작용하는 대상자의 상태나 상황에 대한 반응을 진술하는 것으로 증상이나 병리상태가 대상자에게 미치는 영향을 감소시키기 위해 내려진다. 반면에 의학진단은 병리적 상태를 확인하고 명명하는 것으로 질병을 치료하거나 손상을 감소시키기 위해 내려진다. 간호진단은 의학실무가 아니라 간호의 본질을 반영한다.

〈표〉는 의학진단과 간호진단의 차이를 비교하고 있다. 하나의 의학진단에도 간호진단은 여러 개가 내려질 수가 있고, 의학진단보다 자주 변경될 수도 있다. 간호진단은 의학진단보다 훨씬 더 다양하고 유동적이다.

표. 간호진단, 상호협력문제, 의학적 진단의 비교

간호진단	상호협력 문제	의학적 진단
* 질병, 검사, 치료료 인한 잠재적인 생리적 합병증 : 두 부분 진술	* 질병, 검사, 치료로 인한 잠재적인 생리적 합병증 : 두 부분 진술	* 질병과 병리 : 보통 3단어 미만으로 작성
* 진단책임은 간호사이다.	* 진단책임은 간호사이다.	* 의사가 진단한다.
* 실재적, 잠재력, 가능한 문제	* 항상 잠재적 문제	* 실재적 혹은 가능한 문제
* 심근경색증, 심박출량 감소와 관련된 활동의 지속성 장애	* 심근경색증의 잠재적 합병증 : 울혈성 심부전	* 심근경색
* 간호사가 중재를 지시한다.	* 간호사는 문제를 예방하거나 감소시키는 조치를 지시 할 수 있다.	* 의사가 치료와 예방을 위한 일차적인 중재를 지시한다.
* 대상자 중심	* 병태생리 중심	* 병태생리 중심
* 독자적인 간호행위	* 일부 독자적인 행위도 있으나 주로 모니터링 한다.	* 의존적 간호행위
* 의학진단과 무관하게 자주 바뀔 수 있다	* 질병이 존재할 때만 존재한다.	* 그 질병이 존재하는 한 동일하다.
* 분류체계 : 개발되어 사용 중이나 계속 개발 중이다.	* 분류 체계 : 없다.	* 분류체례 : 잘 발달되어 있다.

예 : 갑상선기능항진증 ⇒ 부적절한 섭취와 관련된 영양부족
뇌졸중과 관련된 자가간호 결핍 ⇒ 신경근육계 손상과 관련된 자가간호 결핍

② 간호진단은 진단검사가 아니다.
  간호진단은 진단검사가 아니고, 진단검사에 대한 대상자의 반응이다.
   예 : 심도자법 ⇒ 심도자법의 절차에 대한 지식부족과 관련된 불안

③ 간호진단은 의학적 치료나 수술이 아니고, 치료나 수술에 대한 대상자의 반응이다.
   예 : 암과 관련된 유방절제술 ⇒ 방사선 치료와 관련된 비효율적 대응

④ 간호진단은 시술명이 아니라 인간반응이다.
   예 : 소변정체와 관련된 도뇨관 삽입 ⇒ 회음부 부종과 관련된 소변정체

⑤ 간호진단은 의료장비나 기구가 아니고, 이에 대한 대상자의 반응이다.
   예 : 비위관 삽입 ⇒ 비위관 삽입과 관련된 코 점막 손상

⑥ 간호진단은 간호사의 문제를 진술하는 것이 아니다.
  때로 간호사는 대상자를 '요구가 많은 환자'로 생각한다. 이러한 경우는 실제로 간호사의 문제이며 대상자가 그러한 반응을 나타내는 것은 건강문제에 적응하지 못한 결과일 수 있다.
   예 : 비협조적임 ⇒ 예기치 못한 입원과 관련된 비효율적 대응

⑦ 간호진단은 간호수행을 진술하는 것이 아니다.
  간호진단은 간호사가 대상자에게 수행해야 할 것을 진술하는 것이 아니고 건강상태를 판단하는 것이다.
   예 : 적절한 수분 제공 ⇒ 체액부족 위험성

⑧ 간호진단은 증상이나 징후가 아니다.
   예 : 침상안정과 관련된 폐울혈 ⇒ 부동과 관련된 기도개방 유지불능

2) 간호진단 과정상의 오류

 간호사가 절대적으로 진단이 정확하다고 확신할 수 없다 하더라도 진단의 정확성은 중요하다. 흔히 발생하는 진단과정상의 오류에는 부정확하거나 불완전한 자료를 수집한 경우, 대상자의 자료와 그 진단의 특성을 비교하지 않고 진단명만을 받아들이는 것, 자료를 부정확하게 추론하는 것, 자료나 진단적 기준을 부정확하게 읽는 것, 지식의 경험의 부족으로 단서들을 놓치거나 잘못 해석하는 것 등이 있다. 오류는 진단과정의 어느 시점에서나 발생할 수 있으므로 이를 피하기 위해서 다음 사항을 주의한다.

① 부정확하거나 불완전한 자료 수집
 대상자나 간호사 중에 어느 한 쪽이 속어, 은어, 전문용어 등을 사용하거나 문화적 배경의 차이로 의사소통에 장벽이 있을 때, 대상자가 간호사가 기대할 것으로 생각되는 반응을 하였을 때,

대상자가 불안, 당황, 의심, 혹은 자료의 중요성에 대한 인식 부족으로 정보를 제공하지 않았을 때 정확하고 완전한 자료수집이 안 되어 오류를 범할 수 있다.

② 성급한 진단명 채택

대상자의 자료를 진단명에서 나타나는 특성과 비교해 보지 않고 진단명을 채택했을 때 오류를 범할 수 있다.

③ 자료의 부정확한 추론

소수의 단서를 가지고 근거가 부족한 상태에서 성급하게 추론을 하면 오류를 범할 수 있으므로 자료가 불충분할 때에는 판단을 보류해야 한다.

④ 지식과 경험 부족에 의한 잘못된 해석

간호사가 튼튼한 지식기반을 구축하고 임상경험이 풍부하면 중요한 단서들이나 양상들을 쉽게 알아차릴 수 있을 뿐만 아니라, 환자자료의 의미를 정확하게 해석함으로써 진단의 정확성을 높일 수 있다. 그러나 경험이 임시적 진단을 내리는 데 도움이 될 수 있으나 과거의 경험에 너무 의존하고 검증하지 않으면 오류를 초래할 수 있다.

⑤ 비합리적 신념, 가치관, 편견, 고정관념, 직관

간호사 자신의 비합리적인 신념이나 가치관, 편견, 고정관념, 직관이 판단을 잘못되게 할 수도 있고 대상자의 개별성과 독특성을 무시할 수 있다. 모든 진단은 자료에 의존하여 해석하여야 한다.

⑥ 진단은 임시적인 결론이다

자료묶음에 대한 모든 가능한 해석들을 수용할 자세를 지녀야 한다. 진단들이 단지 임시적인 결론들임을 기억해야 하며, 상황에 근거해서 조급한 결론을 내리기보다 더 많은 자료를 수집하고 심사숙고함으로써 진단을 바꿀 대비를 해야 한다.

3) 간호진단 진술시의 오류

다음은 간호진단을 진술할 때 흔히 발생하는 오류이다.

① 관련요인과 건강문제를 역으로 진술
- 피부손상과 관련된 신체적 부동 ⇒ 신체적 부동과 관련된 피부손상

② 관련요인에 대상자의 반응을 재진술
- 불수의적인 배뇨와 관련된 기능적 요실금 ⇒ 변화된 환경과 관련된 기능적 요실금

③ 한 가지 이상의 건강문제를 함께 진술
- 신체적 부동과 관련된 여가활동 부족과 비효율적 가정관리
⇒ 신체적 부동과 관련된 여가활동 부족, 신체적 부동과 관련된 비효율적 가정관리

④ 간호사의 가치판단을 포함

간호사의 개인적 견해에서 나온 가치판단에 입각하여 간호진단을 진술하지 않는다.
- 성장발달 부진과 관련된 역할수행 장애 ⇒ 성장발달 지연과 관련된 역할수행 장애

⑤ 간호사가 변화시킬 수 없는 것을 관련요인으로 진술
- 실명과 관련된 신체손상 위험성
⇒ 주위환경에 대한 생소함과 관련된 신체손상 위험성

⑥ 건강문제에 한 가지 이상의 관련요인이 있을 때 관련요인을 각기 분리하여 진술한 건강문제에 한 가지 이상의 관련요인이 있을 때 여러 관련요인을 함께 묶어서 진술한다.
- 수분섭취 부족과 관련된 변비, 운동부족과 관련된 변비, 섬유질 섭취 부족과 관련된 변비
⇒ 수분섭취 부족, 운동부족, 섬유질 섭취 부족과 관련된 변비

⑦ 관련요인 없이 건강문제만 진술하는 것

안녕 간호진단, 증후군 간호진단을 제외하고는 관련요인 없이 건강문제만 진술하는 것은 바람직하지 않다. 왜냐하면 관련요인이 간호중재를 지시해 주기 때문이다. 관련요인이 불분명할 때에는 '불분명한 원인과 관련된'이라는 용어를 사용하여 건강문제를 진술하고 계속 원인을 찾는 것이 바람직하다.
- 통증 ⇒ 불분명한 원인과 관련된 통증

⑧ 법에 저촉되는 방식으로 진술하는 것

건강요원의 부주의나 과오, 또는 대상자의 입장을 불리하게 하는 관련요인의 진술을 피한다.
⇒ 투약오류와 관련된 체액과다
⇒ 2시간마다 체위변경을 하지 않은 것과 관련된 피부손상
⇒ 침상난간의 부재와 관련된 신체손상 위험성
⇒ 남편의 잦은 구타와 관련된 두려움

4) 진술한 간호진단 내용의 평가

간호사는 진단진술시 올바른 형식을 사용하는 것 외에도 그 내용의 질, 즉 진단들의 의미를 깊이 숙고해야 하므로 진단을 진술한 후에 다음과 같은 기준에 따라 평가해 보아야 한다.

① 진단진술이 정확하고 타당한가?
- 단서묶음을 NANDA진단명의 정의와 맞추어 본다.
- 대상자의 징후와 증상을 NANDA의 진단별 특성과 맞추어 본다.
- 잠재적 문제인 경우는 대상자의 위험요인들과 NANDA위험요인들을 맞추어 본다.

② 진단진술이 대상자 상황을 분명하게 묘사하고 있는가?

진단진술시 사투리와 약어사용을 피하고 일반적으로 다른 전문가들도 이해할 수 있는 용어

를 사용해야 한다.

③ 진단진술이 간결한가?

장황하고 산만한 진술은 명확하지 않으므로 NANDA진단명을 이용하면 문제를 간결하게 진술하는데 도움이 된다.
- 원인적 요인들이 길고 복잡하면 '복합요인과 관련된'의 어구를 사용한다.
- PES 형식으로 인해 진술이 길어질 경우는 증상과 징후를 생략하거나 진단 진술 아래에 열거한다.

④ 진단진술이 서술적이고 구체적인가?

진단진술은 대상자의 문제를 완전히 서술해야 한다.

NANDA진단명에 다음의 내용을 첨가하면 더 구체적으로 진술할 수 있다.
- 완전한 문제진술에 원인을 첨가
- 대상자의 특성을 첨가
- 수식어 첨가
- 원인에 '이차적인'어구첨가
- 콜론과 더 구체적인 문제 첨가

3) 간호진단별 정의

분 류	진 단 명	정 의
영역 1 : 건강증진(Health Promotion) : 안녕감 혹은 기능이 정상임을 인식하는 것 그리고 이를 조절하고 증진하는 전략을 인식하는 것		
건강인식 (Health Awareness)	여가활동 부족 Deficient Community Health)	자신의 유익과 만족을 위한 여가시간을 활용하는 대상자의 능력이 제한을 받거나 감소된 상태
	비활동적 생활양식 (Sedentary lifestyle)	개인 또는 그룹이 신체활동수준이 낮게 나타나는 생활 습관을 보고하는 상태
건강관리 (Health Management)	지역건강자원부족 (Deficient Community Health)	집단에 안녕을 지체시키는 한 가지 이상의 건강문제 또는 건강을 위협하는 요인으로 건강 문제를 일으킬 위험이 증가되는 상황
	모험적 건강행위 위험성 (risk Prone Health Behavior)	건강상태를 증진시키는 생활형태/행동을 수정하는 능력의 손상
	건강유지능력의 변화 (Ineffective health maintenance)	건강을 유지하는데 필요한 도움을 확인, 관리, 확보하지 못하는 상태
	면역상태 향상 가능성 (Readiness for enhanced immunization state)	감염성 질병을 예방하기 위하여 지역적, 국가적, 국제적인 면역 기준에 합당하게 양상이 개인, 가족, 지역 사회를 보호하고 강화하기에 충분한 상태
	방어능력 저하 (Ineffective Protection)	질병이나 손상 등의 내, 외적인 위험으로부터 자신을 보호하는 능력이 감소된 상태
	비효율적인 자가 건강관리 (Ineffective self health management)	질병과 그 후유증을 치료하기 위한 치료적 섭생을 일상 생활에 적용하는 양상이 건강목표 도달을 만족시키지 못함
	자가 건강관리 향상 가능성 (Readiness for enhanced self health management)	질병과 그 후유증을 치료하기 위한 치료적 섭생을 일상 생활에 적용하는 양상이 건강관련 목표 도달에 충분함
	치료요법의 비효율적 이행: 가족 (Ineffective family therapeutic regimen management)	질병과 그 후유증을 치료하기 위한 가족프로그램을 적용하는 양상이 특정한 건강목표 도달에 미치지 못함
영역2 : 영양(Nutrition) : 조직의 유지, 재생 그리고 에너지 생산에 필요한 영양소를 섭취, 소화, 활용하는 활동		
섭취 (Ingestion)	모유부족 (Insufficient Breast Milk)	모유 생산 부족
	비효율적인 수유 (Ineffective infant feeding pattern)	영아가 젖을 빨거나 삼키는 능력결손이나 조정장애가 있어 구강을 통한 영양섭취가 부적절한 상태
	영양불균형: 영양부족 (Imbalanced nutrition: Less than body requirements)	대사요구량보다 부족한 영양섭취

분 류	진 단 명	정 의
	영양불균형: 영양과다 (Imbalanced nutrition: More than body requirements)	대사요구량을 초과한 영양섭취
	영양향상 가능성 (Readiness for Enhanced Nutrition)	양양섭취 양상이 신진대사 요구에 충분한 상태
	영양과다 위험성 (Risk for imbalanced nutrition : More than body requirements)	대사요구량을 초과하여 영양을 섭취 할 위험이 있음
	연하장애 (Impaired swallowing)	구강, 인두, 식도의 구조나 기능의 결함으로 인한 비정상적 연하기능
소화 (Digestion)		음식물이 흡수, 소화에 적합한 물질로 전환되는 물리적, 화학적 활동
흡수 (Absorption)		체조직을 통해 영양분을 흡수하는 작용
대사 (Metabolism)	불안정한 혈당치 위험성 (Risk for unstable blood glucose level)	정상범위를 벗어나는 혈당수준의 변화 위험성
	신생아황달 (Neonatal jaundice)	비결합성빌리루빈으로 인해 생후 24시간에 발생한 신생아 피부와 점막 황달
	신생아 황달 위험성 (Risk for neonatal jaundice)	순환에서 포화되지 않은 빌리루빈의 결과로 생후 24시간 이내에 피부와 점막에 노랗게 착색이 되는 위험성
	간기능 장애 위험성 (Risk for impaired liver function)	간기능저하로 인한 건강문제에 처할 위험성
	전해질 불균형 위험성 (Risk for electrolyte imbalance)	혈청전해질 수준의 변화가 건강을 위협할 가능성
	체액균형 향상 가능성 (Readiness for enhanced fluid balance)	신체적 요구를 충족시키거나 강화시킬 수 있는 체액의 양과 화학적 구성성분간의 균형 상태
	체액부족 (Deficient fluid volume)	Na의 변화 없이 수분상실만 있는 탈수를 의미할 수 있는 혈관 내, 간질 또는 세포내의 체액이 감소한 상태
	체액 과다 (Excess fluid volume)	등장성 체액 정체의 증가
	체액부족 위험성 (Risk for deficient fluid volume)	혈관, 세포, 또는 간질세포의 탈수위험성(Na의 변화 없이 탈수 수분상실을 불러 올 수 있다)

분 류	진 단 명	정 의
수화 (Hydration)	체액 불균형 위험성 (Risk for imbalanced fluid volume)	체액상실, 증가 혹은 두 가지 모두를 의미 할 수 있는 혈관 내, 간질, 세포내액의 감소, 증가 혹은 급속한 변화를 일으킬 위험성
영역3 : 배설(Elimination and exchange) : 신체로부터 부산물을 분비하고 배설하는 것		
비뇨기능 (Urinary Function)	기능적 요실금 (Functional urinary incontinence)	적절한 시간 내에 화장실까지 가지 못하여 예상치 못하게 소변이 흘러나오는 상태
	축뇨성 요실금 (Overflow urinary incontinence)	방광이 과 팽만 되어 소변이 불수의적으로 흘러나오는 상태
	신경인성 요실금 (Reflex urinary incontinence)	일정량의 소변이 방광에 찰 때 어느 정도 예측 가능한 간격으로 소변이 불수의적으로 흘러나오는 상태
	복압성 요실금 (Stress urinary incontinence)	복강 내의 압력이 상승함으로 인하여 불시에 소변이 흘러나오는 상태
	긴박성 요실금 (Urge urinary incontinence)	배뇨에 대한 긴박감을 강하게 느끼는 즉시 불수의적으로 소변이 흘러나오는 상태
	긴박성 요실금의 위험성 (Risk for urge urinary incontinence)	갑자기 강한 요긴박감이 느껴져 불수의적으로 소변이 흘러나올 위험이 있는 상태
	배뇨장애 (Impaired urinary elimination)	배뇨기능에 장애가 있는 상태
	요배설 향상 가능성 (Readiness for enhanced urinary elimination)	배뇨요구를 충족시키고 강화시킬 수 있는 배뇨기능상태
	소변정체 (Urinary retention)	배뇨시 방광을 완전히 비우지 못하는 상태
위장기능 (Gastrointestinal Function)	변비 (Constipation)	정상적인 배변습관이 변화되어 배변 횟수가 감소되거나 굳고 건조한 변을 배설하는 상태
	상상 변비 (Perceived constipation)	변비라고 자가진단하고 완하제, 관장, 좌약을 사용하여 매일 변을 배설하려는 상태
	변비 위험성 (Risk for constipation)	정상적인 배변습관이 변화되어 배변횟수가 감소되거나 굳고 건조한 변을 배설할 위험이 있는 상태
	설사 (Diarrhea)	정상적인 배변습관이 변화되어 배변 횟수가 증가되거나 묽은 변을 배설하려는 상태
	위장관 운동기능 장애 (Dysfunctional gastrointestinal motility)	위장계 내의 연동운동이 증가, 감소, 무력하거나 약한 상태

분 류	진 단 명	정 의
	위장관 운동기능 장애 위험성 (Risk for dysfunctional gastrointestinal motility)	위장계 내의 연동운동이 증가, 감소, 무력하거나 약하게 될 위험성이 있는 상태
	변실금 (Bowel incontinence)	정상적인 배변습관이 변화되어 불수의적으로 변을 배설하는 상태
피부계 (Integumentay Function)	피부를 통해 분비하고 배설하는 과정	
호흡기계 (Pulmonary Function)	가스교환장애 (Impaired gas exchange)	폐포에서 과다 또는 부족한 산소화 또는 이산화탄소 배출로 인한 호흡곤란상태
영역4 : 활동/휴식(Activity/Rest) : 에너지 자원의 생산, 보유, 소비, 균형		
수면/휴식 (Sleep/Rest)	불면증 (Insomnia)	기능하기 어려울 정도로 수면의 양과 질이 파괴됨
	수면 박탈 (Sleep deprivation)	자지 않는 시간이 길어짐(각성 상태가 연장됨)
	수면 향상 가능성 (Readiness for enhanced sleep)	적절한 휴식을 제공하고, 바람직한 일상생활을 유지하고 활기차게 하는 자연적, 주기적 수면의식패턴
	수면 패턴 장애 (Disturbed sleep pattern)	수면의 양과 질의 손상으로 일상생활에 불편이나 장애를 초래하는 상태
활동/운동 (Activity/Exrecise)	비사용 증후군 위험성 (Risk for disuse syndrome)	처방 또는 피치 못하게 근골격계 활동을 하지 않은 결과로 인해 신체조직이 퇴화 위험에 있는 상태
	침상 체위이동장애 (Impaired bed mobility)	침상에서 움직이는데 제한이 있거나, 제한 위험이 있는 상태
	운동장애 (Impaired physical mobility)	신체 움직임에 제한이 있거나, 제한위험이 있지만 부동은 아닌 상태
	휠체어사용 장애 (Impaired wheelchair mobility)	휠체어 사용과 안전성에 어려움이 있거나, 어려울 위험이 있는 상태
	이동능력 장애 (Impaired transfer ability)	독립적으로 이동에 어려움이 있거나, 어려울 위험이 있는 상태
	보행 장애 (Impaired Walking)	보행에 제한이 있거나, 제한 위험이 있는 상태
에너지 균형 (Energy Balance)	에너지 교류 장애 (Disturbed energy field)	인간 존재의 주변 에너지 교류 장애로 인하여 심적, 신체적, 영적 부조화를 초래하는 상태
	피로 (Fatigue)	휴식으로 회복이 되지 않는 피로감과 신체적, 정신적 업무능력 감퇴가 지속적으로 엄습하는 상태
	배회 (Wandering)	목적 없이 반복적으로 이리저리 옮겨 다님으로써 유해한 환경에 노출되는 상태

분 류	진 단 명	정 의
심폐 및 맥관반응 (Cardiovasular/ Pulmonary Responses)	활동성 지속성 장애 (Activity intolerance)	일상 활동을 수행하거나 지속하는데 필요한 생리적, 심리적 에너지가 불충분한 상태
	활동의 지속성 장애 위험성 (Risk for activity intolerance)	일상 활동에 요구되는 육체적 혹은 심리적 에너지가 불충분한 위험이 우려되는 상태
	비효율적인 호흡 양상 (Ineffective breathing pattern)	호기나 흡기 양상의 변화로 적절한 환기가 이루어지지 못하는 상태
	심박출량 감소 (Decrease cardiac output)	심장에서 박출하는 혈액이 신체의 대사요구를 충족시키지 못하는 상태
	위장관류 감소위험성 (Risk for ineffective gastrointestinal perfusion)	건강을 손상시키는 위장관 순환 감소의 위험
	신 관류 장애위험성 (Risk for ineffective reanl perfusion	건강을 손상시키는 신장 혈액순환 감소 위험
	호흡기능 장애 (Impaired spontaneous ventilation)	생명을 지탱하는데 필요한 호흡을 독립적으로 유지하는 에너지가 부족한 상태
	말초조직관류 장애 (Ineffective peripheral tissue perfusion)	건강을 손상시키는 말초 혈액순환감소 위험
	심장조직관류 감소위험성 (Risk for decreased cardiac tissue perfusion)	건강을 손상시키는 심장(관상동맥) 순환 감소 위험
	뇌조직관류 장애위험성 (Risk for ineffective cerebral tissue perfusion)	건강을 손상시키는 뇌조직 순환의 감소 위험
	말초조직 관류 장애 위험성 (Risk for ineffective peripheral tissue perfusion)	건강을 위협하는 말초의 혈액순환 저하 위험성
	호흡기제거에 대한 부적응 (Dysfuctional ventilatory weaning response)	인공호흡기의 보조 수준을 낮출 경우 호흡기를 제거하는 과정이 방해받고 지연되는 상태
자가간호 (Self - Care)	비효율적 가정관리 (Impaired home maintenace)	성장을 증진하는 안전한 환경을 유지하지 못하는 상태
	자가간호 향상 가능성 (Readiness for enhanced self-care)	건강관련 목표를 충족시키도록 돕거나 강화시키는 활동을 수행하는 형태
	자가간호 결핍: 목욕하기 (Bathing self-care deficit)	목욕 또는 위생활동을 혼자 힘으로 수행하거나 완료하지 못하는 상태

분 류	진 단 명	정 의
	자가간호 결핍 : 옷입기 (Dressing self-care deficit)	옷입기를 혼자 힘으로 수행하거나 완료하지 못하는 상태
	자가간호 결핍: 식사하기 (Feeding self-care deficit)	식사를 혼자 힘으로 수행하거나 완료하지 못하는 상태
	자가간호 결핍 : 화장실 사용 (Toileting self-care deficit)	화장실 사용을 혼자 힘으로 수행하거나 완료하지 못하는 상태
	태만 (Self-Neglect)	사회적으로 용납되는 건강과 안녕의 기준을 유지하지 못하는 일련의 비상식적인 행동
영역5 : 지각/인지(Perception/Cogintion) : 주의집중, 지남력, 감각, 지각, 인지, 의사소통을 포함한 인간의 정보인 지체계		
주의력 (Attention)	편측성 지각장애 (Unilateral neglect)	신체의 환측을 인식하지 못하거나 주의를 기울이지 않는 상태
지남력 (Orientation)	환경 인지장애 증후군 (Impaired environmental interpretation syndrome)	사람, 장소, 시간 혹은 상황에 대한 지남력이 3~6개월 이상 상실되어 보호적 환경을 필요로 하는 상태
감각/ 지각 (Sensation/Perception)		촉각, 미각, 후각, 시각, 청각, 운동과 감각자료의 해석을 통해 정보를 받음으로 이름, 관련성, 형태를 인지하는 것
인지 (Cognition)	급성혼돈 (Acute confusion)	주의력, 인지, 정신운동성 활동, 의식수준, 수면, 각성주기의 전반적인 변화와 장애가 갑자기 일시적으로 발생한 상태
	만성혼돈 (Chronic confusion)	지능과 인격이 장기간에 걸쳐 점진적, 비가역적으로 황폐해짐에 따라 환경자극을 해석하는 능력의 감소 사고능력의 감소 및 기억력, 지남력, 행위의 장애가 나타나는 상태
	급성혼돈 위험성 (Risk for acute confusion)	단기간에 걸쳐 진행된 의식, 주의력, 인지, 지각의 가역적 장애의 위험이 있는 상태
	비효율적 충동조절 (Ineffective Impulse Control)	자신의 충동적인 반응이 다른사람에게 부정적인 결과를 야기한다는 고려없이 내외적인 자극에 대해서 빠르고 무계획적인 반응을 나타내는 현상
	지식 부족 (Deficient knowledge)	특정 주제와 관련된 인지적 정보가 부재 또는 결핍된 상태
	지식 향상가능성 (Readiness for enhanced knowledge)	건강목표를 충족시키고 강화시킬 수 있는 특정 주제에 대한 인지적 정보를 갖고 있거나 습득한 상태
	기억장애 (Impaired memory)	정보나 행위를 기억하거나 회상하지 못하는 상태

분류	진단명	정의
의사소통 (Communication)	의사소통 향상 가능성 (Readiness for enhanced communication)	자신의 요구와 삶의 목표를 충족시키고 강화시키기 위해 다른 사람들과 정보와 생각을 교환하는 상태
	언어소통장애 (Imparied verbal communication)	언어의 사용, 전달, 수용, 처리 능력이 없거나 지연되거나 감소된 상태

영역6 : 자아인식(Self-perception) 자신에 대한 인지.

분류	진단명	정의
자아개념 (Self-concept)	절망감 (Hopelessness)	대안이나 선택의 여지가 없고 더 이상 희망이 없다고 느끼는 주관적인 상태
	인간 존엄성 손상위험성 (Risk for compromissed human dignity)	개인의 위엄과 명예가 실제적 또는 인식적으로 손상 받을 위험이 있는 상태
	외로움 위험성 (Risk for Loneliness)	다른 사람들과 친밀한 접촉을 하고자 하는 요구나 욕구와 관련하고 불편감을 경험할 우려가 있는 상태
	자아정체성 장애 (Disturbed personal identity)	실제의 자신을 정확하게 파악하지 못하는 상태
	자아정체성 장애 위험성 (Risk for Disturbed personal identity)	자신에 대한 통합적이고 완전한 인식이 불가능할 위험성
	자아개념 향상 가능성 (Readiness for enhanced self-concept)	안녕상태를 유지하고 강화할 수 있는 자신에 대한 개념이나 지각양상
자긍심 (Self-esteem)	만성적 자긍심 저하 (Chronic low self-esteem)	자신 또는 자신의 능력에 대한 부정적인 평가와 느낌이 장기적으로 지속되는 상태
	상황적 자긍심 저하 (Situational low self-esteem)	현태 처한 상황에서 자신 또는 자신의 능력에 대한 부정적인 평가와 느낌을 갖는 상태
	만성적 자긍심 저하 위험성 (Risk for chronic low self-esteem)	자신이나 자신의 능력에 대한 부정적인 자아 평가/느낌이 오랜 기간 동안 지속될 위험성
	상황적 자긍심 저하 위험성 (Risk for situational low self-esteem)	자신이 처한 상황에서 개인의 존경과 명예의 실제적 또는 인식적으로 손실 위험이 있는 상태
신체상 (Body image)	신체상 장애 (Disturbed body image)	자신의 신체에 대한 지각에 혼란이 온 상태

분류	진단명	정의
영역7 : 역할관계(Role Relationship) : 개인 혹은 집단 간의 긍정적이고 부정적인 인간관계 혹은 관련성의 의미			
보호자 역할 (Caregiving Roles)	비효율적 모유수유 (Ineffective breastfeeding)	어머니와 영·유아가 모유수유과정에서 만족하지 못하고 어려움을 경험하는 상태
	모유수유 장애 (Interruped breastfeeding)	모유를 먹일 수 없거나 먹이도록 권유하지 못하여 모유수유가 중단된 상태
	모유수유 증진 가능성 (Readiness for enhanced breastfeeding)	모아 상호간에 모유수유 과정을 충분히 지지해주고 강화시키는 능숙하고 만족스러운 상태
	돌봄제공자 역할 부담감 (Caregiver role strain)	가족이 보호자 역할을 수행하는데 어려움이 있음
	돌봄제공자 부담감의 위험성 (Risk for caregiver role strain)	돌봄제공자가 그 역할을 수행하는데 어려움을 느낄 우려가 있는 상태
	부모 역할 장애 (Impaired parenting)	부모가 자녀의 성장발달을 증진시키는 환경을 제공하지 못하는 상태
	부모 역할 향상 가능성 (Readiness for enhanced parenting)	부모가 자녀의(의존적인 대상자)성장발달을 증진시키는 환경을 제공할 수 있는 상태
	부모 역할 장애 위험성 (Risk for impaired parenting)	부모가 자녀의 성장발달을 증진시키는 환경을 제공하지 못할 위험이 있는 상태
가족관계 (Family Relationships)	애착 장애 위험성(Risk for impaired attachment)	부모가 자녀와 상호작용하는데 장애가 있어 보호적이고 양육적인 호혜관계를 발달시키지 못하는 상태
	가족 기능 장애 (Dysfunctional family processes)	만성적으로 가족의 사회심리적, 영적, 생리적기능이 와해된 상태로 문제해결과 변화에 거부와 갈등과 저항이 있는 위기상황
	가족 기능 중단 (Interrupted family process)	가족의 관계나 기능이 변화된 상태
	가족 기능 향상 가능성 (Readiness for enhanced family processes)	가족의 안녕을 지지하고 강화할 수 있는 가족기능 상태
역할수행 (Role performance)	관계 장애(Ineffective relationship)	각자의 욕구에 따라 제공되는 상호적인 동반관계가 불충분한 양상
	관계 증진 가능성 (Readiness for enhanced relationship)	서로의 요구를 제공하기에 충분하고 강화시킬 수 있는 상태
	관계 장애 위험성 (Risk for ineffective relationship)	각자의 요구에 따라 제공되는 상호적인 동반관계가 불충분할 위험성

분 류	진 단 명	정 의
	부모 역할 갈등 (Parental role performance)	위기에 처한 부모가 역할 혼동과 갈등을 경험하는 상태
	역할 수행 장애 (Ineffective role performance)	환경적 상황, 표준, 기대에 맞지 않는 행동과 자기표현 상태
	사회적 상호작용 장애 (Impaired social interaction)	사회적 교류 양의 부족 혹은 과잉, 사회적 교류의 질이 비효율적인 상태
영역8 : 성(Sexuality) : 성적 주체성, 기능, 재생산.		
성정체감 (Sexual dysfunction)		성적 혹은 성별에 대한 특정 존재 상태
성기능 (Sexual Function)	성기능 장애 (Sexual dysfunction)	성기능이 변화하여 불만족스럽고, 충족이 안 되거나 부적절하다고 느끼는 상태
	성문제 호소 (Ineffective sexuality pattern)	자신의 성에 대한 걱정이나 관심을 표현하는 상태
생식 (Reproduction)	출산과정 장애 (Ineffective childbearing process)	임신과 출산과정, 그리고 신생아 돌봄이 환경적으로 잘 준비되고 정상이며 기대 했던 대로 진행 되지 않음
	출산과정 증진가능성 (Readiness for enhanced childbearing process)	임신과 분만이 순조로우며 신생아를 잘 돌볼 수 있게 건강생태가 유지되고 증진될 수 있게 준비된 상태
	출산과정장애 위험성 (Risk for ineffective childbearing process)	임신과 출산과정, 그리고 신생아 돌봄이 환경적으로 잘 준비되고 정상이며 기대 했던대로 진행 되지 않을 위험성
	모아관계 위험성 (Risk for disturbed maternal/fetal dyad)	임신과 관련된 문제로 모아공생이 위험한 상태
영역9 : 대응/ 스트레스 내성(Coping/Stress Tolerance) : 삶의 사건/삶의 과정과의 투쟁		
외상 후 반응 (Post-trauma Responses)	외상 후 증후군 (Post-trauma syndrome)	외상이나 충격적인 사건에 대한 부적응 반응이 지속적으로 나타나는 상태
	외상 후 증후군 위험성 (Risk for post-trauma syndrome)	외상이나 충격적인 사건에 대한 지속적인 부적응 반응이 나타날 우려가 있는 상태
	강간상해 증후군 (Rape-trauma syndrome)	피해자의 의지나 동의 없이 강제로 성폭행을 당한 상태에 대하여 계속되는 부적응반응이 있는 상태
	환경변화 스트레스 증후군 (Relocation stress syndrome)	환경변화에 따른 생리적, 사회 심리적 장애를 경험하는 상태

분 류	진 단 명	정 의
	환경변화 스트레스 증후군 위험성 (Risk for relocation stress syndrome)	환경변화에 따른 생리적, 사회 심리적 장애를 경험 할 위험이 있는 상태
대응반응 (Coping Responses)	비효율적 활동계획 (Ineffective activity planning)	특정시간이나 상황에 알맞은 행동을 준비할 능력이 없음
	비효율적 활동 계획 위험성 (Risk for Ineffective activity planning)	일정한 행동을 정해진 시간과 특정한 상황 하에서 준비할 능력이 없을 위험성
	불안 (Anxiety)	자율신경반응을 동반하는 막연한 불편감 혹은 두려움(근원을 알 수 없는): 위험을 예상함으로 인해 야기되는 염려. 이것은 임박한 위험성을 경고하는 경계신호이며 위협을 처리하는 방법을 취할 수 있게 함
	방어적 대응 (Defensive coping)	긍정적 자아가 위협받는다고 지각할 때 이를 방어하기 위한 자아 보호 양상으로 자기자신을 반복적으로 왜곡하여 긍정적으로 평가함
	비효율적 대응 (Ineffective coping)	스트레스원의 타당한 평가, 실행적 반응의 적절한 선택, 유용한 자원의 활용에 대한 능력이 없는 상태
	대응 향상 가능성 (Readiness for enhanced coping)	안녕과 강화의 요구를 충족시키려는 인지적 행위적 노력 양상
	지역사회의 비효율적 대응 (Ineffective community coping)	적응과 문제해결을 위한 지역사회의 활동 양상이 지역사회의 요구를 충족시키지 못하는 상태
	지역사회 대응의 증진 가능성 (Readiness for enhanced community coping)	적응과 문제해결에 대한 지역사회활동 양상이 지역사회의 요구를 충족시키기에 충분하지만, 현재나 미래의 문제/스트레스요인 관리능력이 더 향상될 수 있는 상태
	가족의 비효율적인 대응 (Compromised family coping)	가족이나 친지가 대상자나 가족의 적응능력을 위태롭게 하는 행위
	가족의 대응불능 (Disabled family coping)	가족이나 의미 있는 사람의 행위가 자신이나 대상자의 건강문제에 대한 개인의 적응을 효과적으로 수행하지 못하게 하는 상태
	가족의 대응 증진 가능성 (Readiness for enhanced family coping)	가족이 대상자의 건강증진과 성장에 관심을 갖고 대비하며 대상자의 건강을 위한 적응과업을 효과적으로 관리하는 상태
	죽음불안 (Death anxiety)	죽음, 임종과 관련된 염려, 걱정, 두려움
	부정 반응 (Ineffective denial)	건강에 손상이 있어도 불안이나 두려움을 감소시키기 위해 사건에 대한 지식이나 의미를 의식적 혹은 무의식적으로 부인하는 상태

분류	진단명	정의
	치유 가능성 부족 (Adult failure to thrive)	신체적, 인지적인 면에서 지속적인 기능저하가 나타나는 상태. 다발적 질환을 가지고, 문제에 대처하고, 관리해 나가는 능력이 현저하게 감소된 상태
	두려움 (Fear)	위험을 의식적으로 지각할 수 있는 위협에 대한 반응
	슬픔 (Grieving)	개인, 가족, 지역사회가 실제적, 예견된, 혹은 지각된 상실로 인해 경험하는 정상적인 정서적, 신체적, 영적, 사회적, 지적 반응과 행동과정
	복합적 슬픔 (complicated grieving)	의미있는 사람의 죽음으로 인한 고통으로 정상수준에서 벗어난 기능손상을 보이는 장애
	복합적 슬픔 위험성 (Risk for complicated grieving)	의미 있는 사람의 죽음으로 인한 고통으로 정상수준에서 벗어난 기능손상을 보이는 장애의 위험성
	힘의 향상 가능성 (Readiness for enhance power)	변화에 대해 대처하고 참여하게에 충분한 역량을 갖고 있는 형태
	무력감 (Powerlessness)	자신이 처한 상황을 통제할 수 없거나 결과에 중대한 영향을 미칠 능력이 없다고 지각하는 상태
	무력감 위험성 (Risk for powerlessness)	자신이 처한 상황을 통제할 수 없거나 결과에 중대한 영향을 미칠 능력이 없다고 지각할 우려가 있는 상태
	회복력 손상 (Impaired individual resilience)	불리한 상황이나 위기에 대한 긍적적 반응양상을 유지하는 능력의 감소
	회복력증진 가능성 (Readiness for enhanced resilience)	불리한 상황이나 위기에 대한 긍적적 반응양상이 인간의 잠재력을 최적 활용할 수 있는 상태
	회복력 손상위험성 (Risk for compromised resilience)	불리한 상황이나 위기에 대한 긍적적 반응 양상을 유지하는 능력의 감소 위험성
	만성 비탄 (Chronic sorrow)	질병이나 장애를 경험하는 과정동안 연속적인 상실에 대한 반응으로 만성질병이나 장애를 가진 개인이나 부모, caregiver가 경험하는 순환적, 재발적, 잠재적 슬픔
	과잉 스트레스 (stress overload)	행위가 필요한 요구의 양과 형태가 지나침
신경반응 스트레스 (Neurobehavior Stress)	자율신경반사 장애 (Autonomic dysreflexia)	제7흉추 이상의 척수손상 후 유해자극에 대한 교감신경반응이 억제되지 않아 생명을 위협하는 상태
	자율신경반사 장애 위험성 (risk for autonomic dysreflecxia)	제6흉추 이상의 척수손상이나 병변이 있는 개인이 척수쇼크 후 교감신경 반응이 억제되지 않아 생명을 위협할 위험이 있는 상태
	영아의 비조직적 행위 (Disorganized infant behavior)	환경에 대한 통합되지 않은 생리적 신경적 행동반응

분류	진단명	정의
	영아의 조직적 행위 향상 가능성 (Readiness for enhanced organized infant behavior)	영아의 생리적, 행동적 기능체계가 만족스럽게 기능하고 있으나, 환경자극에 대한 반응이 보다 높은 통합수준으로 증진될 여지가 있는 상태
	영아의 비조직적 행위 위험성 (Risk for disorganized infant behavior)	생리적, 행동적 기능체계의 통합과 조절이 변화될 위험이 있는 상태
	두 개내압 조절력 감소 (Decreased intracranial adaptive capacity)	두 개 내 용적 증가 시 정상적으로 보상작용을 하는 두 개 내 체액역동기전이 손상됨에 따라 유해하거나 무해한 여러 자극에 의해 두 개내압이 불규칙하게 반복적으로 증가되는 상태
영역10 : 생의 원리(Life principles) : 활동, 관습, 제도에 대한 사고와 행위의 기초가 되는 원리로서 진실 혹은 내적가치가 있다고 보는 것.		
가치 (Values)	희망 증진 가능성 (Readiness for enhanced hope)	자신의 에너지를 스스로 고조시키고 강화할 수 있는 기대와 소망의 형태
신념 (Beliefs)	영적안녕 증진가능성 (Readiness for enhanced spiritual well-being)	신체적, 심리적, 영적인 힘간의 상호연계성을 유지하면서 내적 자아가 발전하는 과정
가치/신념/행동 일치(Value/Belief/Action Congruence)	의사결정 증진 가능성 (Readiness for enhanced decision-making)	장·단기 건강 관련 목표를 충족하고 향상할 수 있는 행동 선택 과정의 유형
	의사결정 갈등 (Decisional conflict)	삶의 가치 상실, 위기, 도전에 직면하여 어떤 행동을 선택할지 모르는 불확실한 상태 혹은 임종말기 환자의 생명유지를 시작, 지속, 중단시키는 것과 관련된 불확실한 상태
	도덕적 고뇌 (Moral distress)	도덕적 행위를 수반하지 않는 도덕적 의사결정을 했을 때 개인적인 심리적 불안정, 심체적 불편감, 불안 혹은 분노를 경험하는 상태
	불이행 (Noncompliance)	자원부족으로 처방된 건강관련 행위를 수행하지 못하거나 수행의지가 없음
	손상된 신앙심 (Impaired religiosity)	한 개인이나 집단이 특정종파 혹은 신앙공동체의신념을 믿는 실천능력에 장애가 있거나 혹은 관련 의식에 참여하지 못하는 상태
	신앙심 향상 가능성 (Readiness for enhanced religiosity)	종교적 신념 혹은 신앙의식 참여에 대한 믿음을 증가시키는 능력
	신앙심 손상의 위험성 (Risk for impaired religiosity)	개인이 특정 종파 혹은 신앙공통체의 신념에 대한 믿음을 표현하는 능력이나 관련된 종교의식에 참여하는 능력에 장애가 발생될 위험이 있는 상태
	영적 고뇌 (spiritual distress)	자신, 타인, 예술, 음악, 문학, 자연, 혹은 신과의 관계를 통해 삶의 의미와 목적을 경험하고 통합하는 능력의 장애

분 류	진 단 명	정 의
	영적 고뇌 위험성 (Risk for spiritual distress)	자신, 타인, 예술, 음악, 문학, 자연, 혹은 신과의 관계를 통해 삶의 의미와 목적을 경험하고 통합하는 능력의 장애

영역11 : 안전/보호(Safety/Protection) : 위험, 신체적손상 혹은 면역체계 장애로부터의 해방, 상실로부터의 보존, 안위와 안전의 보호.

분 류	진 단 명	정 의
감염 (Infection)	감염의 위험성 (Risk for infection)	신체적 안녕을 위협하는 내적, 외적 위험요인이 있는 상태
신체 손상 (Physical injury)	기도개방 유지불능 (Ineffective airway clearance)	해부학적 신체적 기도폐쇄로 환기가 정상적으로 이루어지지 못하는 상태
	기도흡인 위험성 (Risk for aspiration)	위장 분비물, 구강인두 분비물, 고형물질, 액체성분이 기관 혹은 기관지 내로 들어갈 위험이 있는 상태
	출혈 위험성 (Risk for bleeding)	
	치아 상태 불량 (Impaired dentition)	치아의 발육 형태 혹은 구조에 결함이 있는 상태
	안구건조 위험성 (Risk for dry eye)	안구보습에 필요한 눈물의 양과 질이 감소해서 각막과 결막에 불편감과 손상을 줄 위험성
	낙상위험성 (Risk for falls)	신체적손상을 유발시키는 낙상 가능성이 높은 상태
	신체손상 위험성 (Risk for injury)	환경의 위험성 인지부족 혹은 운동이나 감각의 결손으로 신체적 위해가 발생할 위험성이 높거나, 가족들에 의해 노인 학대 혹은 방치의 위험성이 높은 상태
	구강점막 손상 (impaired oral mucous membrane)	입술과 구강의 연조직이 손상된 상태
	수술중 체위관련 손상 위험성 (Risk for perioperative positioning injury)	수술 전·중·후의 전 상황에서 체위와 관련하여 손상받을 위험이 있는 상태
	말초신경 혈관 기능장애 위험성 (Risk for peripheral neurovascular dysfunction)	사지의 순환, 감각, 운동에 장애가 발생할 위험이 있는 상태
	쇼크 위험성 (Risk for shock)	몸 조직 세포의 기능장애가 생명을 위협할 만큼의 부적당한 혈액흐름 위험성
	피부손상 (Impaired skin integrity)	표피나 진피가 심각하게 변화된 상태
	피부손상 위험성 (Risk for impaired skin integrity)	피부가 비정상적으로 변화될 위험이 있는 상태

분류	진단명	정의
	영아 돌연사 증후군 위험성 (Risk for sudden infant death syndrome)	1살 미만 영아의 갑작스런 죽음의 위험요인이 존재하는 상태
	질식 위험성 (Risk for suffocation)	사고로 인해 질식이 발생할 위험이 있는 상태
	수술 후 회복 지연 (Delayed surgical recovery)	수술 후 건강과 안녕 그리고 삶을 유지하기 위한 활동을 시작할 수 있는 회복기간이 연장된 상태
	체온 손상 가능성 (Risk for thermal injury)	극한의 온도로 피부와 점막에 손상이 올 위험성
	조직 손상 (Risk for tissue integrity)	외피, 점막, 각막 혹은 피하조직이 손상된 상태
	외상 위험성 (Risk for trauma)	사고에 의한 조직손상의 위험이 고조된 상태
	혈관 손상 위험성 (Risk for vascular trauma)	유치도뇨관이나 위장삽관과 관련하여 정맥이나 주위의 조직이 손상될 위험성이 있는 상태
폭력 (Violence)	폭력 위험성: 타인 (Risk for other-directed violence)	타인에게 신체적, 정서적, 성적으로 해를 입힐 수 있는 행위의 위험성이 있는 상태
	폭력 위험성: 자신 (Risk for self-directed violence)	신체적, 정서적, 혹은 성적으로 자해할 수 있는 위험이 있는 행동
	자해 (self-mutilation)	긴장 완화를 위해 의도적으로 치명적이지 않은 조직 손상을 자행하는 자해행위
	자해 위험성 (Risk for self-mutilation)	긴장을 완화시키기 위하여 자신에게 고의적으로 생명에 지장이 없을 정도의 조직손상을 입힐 위험이 있는 상태
	자살 위험성 (Risk for suicide)	자신에게 고통을 주고, 생명을 해치는 손상의 위험이 있는 상태
환경적 위험 (Environmental Hazards)	오염 (Contamination)	건강에 부정적인 영향을 일으킬 정도로 충분한 환경적 오염물질에 노출됨
	오염 위험성 (Risk for contamionation)	건강에 부정적인 영향을 일으킬 정도로 충분히 환경적 오염물칠에 노출
	중독 위험성 (Risk for poisoning)	중독을 일으키기에 충분한 량의 위험물이나 약물복용 사고에 노출 될 위험이 높은 상태

분류	진단명	정의
방어과정 (Defensive processes)	요오드성 조영제 부작용 위험성 (Risk for adverse reaction to iodinated contrast media)	조영제 투여 후 7일안에 일어날 수 있는 요오드 함유 조영제의 이용으로 일어날 수 있는 유독하거나 또는 의도하지 않은 반응이 올 위험성
	라텍스 알레르기반응 (Latex allergy response)	천연라텍스 고무제품에 대한 알러지 반응
	알레르기 반응 위험성 (Risk for allergy response)	물질에 과다 면역 반응을 일으킬 위험성
	라텍스 알레르기반응 위험성 (Risk for latex allergy response)	천연라텍스 고무제품에 대한 알러지 반응의 위험성에 처함
체온조절 (Thermoregulation)	체온유지능력 저하 위험성 (Risk for imbalanced body temperature)	정상범위의 체온을 유지하지 못할 위험이 있는 상태
	고체온 (Hyperthermia)	체온의 정상범위 이상으로 상승된 상태
	저체온 (Hypothermia)	정상범위 이하로 체온이 저하된 상태
	비정상적 체온 변화 (Ineffective thermoregulation)	저체온과 고체온 사이를 오르내리는 상태
영역12 : 안위(Comfort) : 정신적, 신체적, 사회적 안녕감 혹은 편안감		
신체적 안위 (Physical comfort)	안위 장애 (Impaired comfort)	신체적, 정신적, 환경적 그리고 사회적인 면에서 안락함, 편안함, 평안함이 부족하다고 지각하는 상태
	안위 향상 가능성 (Readinaess for enhanced comfort)	신체적, 정신적, 환경적 사회적 측면에서 평안하고 안락한 상태가 유지되고 강화 될 수 있는 상태
	오심 (Nausea)	목, 상복부, 혹은 복부의 불쾌하고 울렁거리는 주관적 감각으로 구역질이나 구토를 유발 할 수 있는 상태
	급성통증 (Acute pain)	실제적이거나 잠재적인 조직손상으로 인해 경험하는 감각적 또는 정서적 불편감이 갑자기 또는 서서히, 경증에서 중증강도로 지속하거나 예측되는 통증이 6개월 미만 동안 지속되는 상태
	만성통증 (Chronic pain)	실제적이거나 잠재적인 조직손상으로 인해 경험하는 감각적 또는 정서적 불편감이 갑자기 또는 서서히, 경증에서 중증강도로 지속하거나 예기치 못한 재발성 통증이 6개월 이상 지속되는 상태
환경적 안위 (Environmenatal Comfort)	안위장애 (Impaired comfort)	신체적, 정신적, 환경적 그리고 사회적인 면에서 안락함, 편안함, 평안함이 부족하다고 지각하는 상태
	안위 향상 가능성 (Readinaess for enhanced comfort)	신체적, 정신적, 환경적, 사회적 측면에서 평안하고 안락한 상태가 유지되고 강화 될 수 있는 상태

분류	진단명	정의
사회적 안위 (Social Comfort)	안위 장애 (Impaired comfort)	신체적, 정신적, 환경적 그리고 사회적인 면에서 안락함, 편안함, 평안함이 부족하다고 지각하는 상태
	안위 향상 가능성 (Readinaess for enhanced comfort	신체적, 정신적, 환경적, 사회적 측면에서 평안하고 안락한 상태가 유지되고 강화 될 수 있는 상태
	사회적 고립 (Social isolation)	- 개인이 경험하는 외로움으로서 타인에의한 것으로 인지하는 부정적, 위협적 상태 - 자신이나 환경의 지지체계와 접촉이 결여된 상태 (r/t 부적절한 개인적 자원)

영역13 : 성장/발달(Growth/Development) : 신체적 차원과 기관계의 연령에 알맞은 성장과 발달 지표의 성취

분류	진단명	정의
성장 (Growth)	불균형적 성장 위험성 (Risk for disproportionate growth__	해당 연령기준에서 상위 3% 혹은 하위3%의 수준을 오르 내리며 불균형적으로 성장할 위험성이 있는 상태
	성장발달 지연 (Delayed growth and development)	해당 연령집단의 성장발달기준에서 벗어난 상태
발달 (Development)	성장발달 지연 (Delayed growth and development)	해당 연령집단의 성장발달기준에서 벗어난 상태
	발달지체 위험성 (Risk for delayed development)	자가 조절 행위, 인지, 언어, 운동기술, 사회 영역 중 한 가지 이상에서 2%이상 지체될 위험이 있는 상태

출처: 차영남, 장효순, 한혜실, 정정숙, 윤진, 정여숙 등 (2013). 간호진단과 중재가이드. 서울: 현문사.

4) 핵심기본간호술 평가항목 및 프로토콜표

■ 핵심기본간호술 평가항목

핵심기본간호술 항목	난이도	관찰	수행
1. 활력징후 측정	하		
2. 경구투약	하		
3. 근육주사(둔부의 복면, ventrogluteal site)	중		
4. 피하주사(간이 혈당측정 검사 포함)	중		
5. 피내주사 (전완의 내측면)	상		
6. 정맥 수입 주입	상		
7. 수혈요법	중		
8. 간헐적 위관영양	중		
9. 단순도뇨	중		
10. 유치도뇨(indwelling catheterization)	상		
11. 배출관장	중		
12. 수술 전 간호(심호흡 격려, 수술부위 피부준비 및 주의사항)	중		
13. 수술 후 간호(배액관-JP, Hemovac 관리, IV PCA 관리	중		
14. 입원관리하기	중		
15. 격리실 출입시 보호 장구 착용 및 폐기물관리	하		
16. 산소포화도 측정(Pluse oximeter)과 심전도 모니터(EKG monitor) 적용	중		
17. 비강 캐뉼라를 이용한 산소 요법	하		
18. 기관내흡인 (endotracheal suction)	상		
19. 기관절개관 관리 (tracheostomy care)	상		
20. 기본 심폐소생술 및 제세동기 적용	상		

1. 활력 징후 측정

1. 성취 목표	• 체온, 맥박, 호흡, 혈압을 정확하게 측정할 수 있다. • 체온, 맥박, 호흡, 혈압의 측정결과를 정확하게 기록할 수 있다.
2. 관련선행지식	• 내과적 무균법 • 체온, 맥박, 호흡, 혈압의 정상범위 • 체온, 맥박, 호흡, 혈압에 영향을 미치는 요인 • 기록
3. 필요장비 및 물품	• 초침이 있는 시계 • 전자(디지털) 체온계/고막 체온계 • 수은혈압계 • 청진기 • 소독솜, 쟁반(tray) • 손소독제 • 간호기록지
4. 수행시간	• 10분

활력징후 측정 (0: 전혀 모름, 1: 공부가 더 필요함 2: 완전히 알고 수행할 수 있음)							
번호	수 행 항 목	자가평가			교육자평가		
		0	1	2	0	1	2
	액와 체온							
1	손을 씻는다.						
2	필요한 물품을 준비한다.						
3	전자 체온계를 꺼내어 끝부분을 소독솜으로 닦는다.						
4*	전자체온계의 전원을 켠다.						
5	청진기의 귀꽂이(ear piece)를 소독솜으로 닦는다.						
6	혈압계가 제대로 작동하는지 확인해 본다.						
7*	준비한 물품을 가지고 가서 대상자에게 간호사 자신을 소개한다.						
8	대상자의 이름, 등록번호 등을 개방형으로 질문하여 대상자를 확인하고, 입원팔찌와 대조하여 대상자를 확인한다.						
9	대상자에게 체온, 맥박, 호흡을 측정하는 목적과 절차를 설명한다.						
10*	손소독제로 손위생을 실시한다.						
11	대상자의 겨드랑이가 축축한지 확인한다. (축축하면 종이타월로 닦아서 건조시킨다).						
12*	체온계 끝의 체온감지 부분을 겨드랑이 중앙에 삽입한다.						
13	체온계가 삽입된 쪽 팔로 반대편 어깨 부분을 잡게 한다.						
14	대상자에게 체온이 측정(체온계 하면에 나타난 글자가 더 이상 깜박이지 않거나 '삐~'소리 등 해당 전자체온계의 작동방법 적용)될 때까지 체온계가 삽입된 쪽 팔로 반대편 어깨 부분을 잡고 있어야 함을 설명한다.						
15	대상자의 맥박과 호흡을 측정해야 하는 경우에는 체온계를 삽입하고 기다리는 동안 대상자의 맥박과 호흡을 측정한다.						
	맥박과 호흡	0	1	2	0	1	2
16	대상자의 팔을 편한 자세로 놓고, 대상자의 이불을 내려 가슴이 보이도록 한다.						
17*	둘째, 셋째, 넷째 손가락으로 요골 동맥을 찾아서 그 위에 놓는다.						
18	동맥위에 놓인 손가락에 살짝 힘을 주어 동맥을 누른다.						

번호	수행항목	자가평가			교육자평가		
		0	1	2	0	1	2
19	[처음 입원시] 1분간 맥박수를 측정한다. [입원 중 규칙적임을 확인한 후] 30초 동안 맥박수를 측정한 후 2배를 한다.						
20	맥박을 측정한 후 동맥에 손을 그대로 댄 채로 대상자가 눈치 채지 않게 호흡을 측정한다.						
21	[처음 입원시] 1분간 호흡수를 측정한다. [입원 중 규칙적임을 확인한 후] 30초 동안 호흡수를 측정한 후 2배를 한다.						
22	측정한 맥박과 호흡을 메모한다.						
23	체온이 측정되면 체온계를 뺀다.						
24	체온계를 확인하여 측정된 체온을 메모한다.						
25	체온계를 소독솜으로 닦는다.						
26	체온계의 전원을 끄고 용기에 넣는다.						
27	손소독제로 손위생을 실시한다.						
총 점							
	혈압	0	1	2	0	1	2
28	대상자에게 혈압을 측정하는 목적과 절차를 설명한다.						
29	대상자가 불안해하거나 화가 나있는지 확인하고 편안한 자세를 취하게 한다(대상자를 눕히거나 앉힌다).						
30	대상자의 옷을 벗기거나 옷을 팔위로 완전히 올린다.						
31	대상자의 팔을 심장과 같은 높이로 놓는다.						
32*	둘째, 셋째 또는 둘째, 셋째, 넷째 손가락으로 상완 동맥을 찾는다.						
33*	커프를 상완 동맥 2~3cm 위에 손가락 하나가 들어갈 정도의 여유를 주고 감는다.						
34*	한 손으로 혈압계의 조절 밸브를 잠그고 압력밸브를 눌러 커프에 공기를 넣고, 다른 손의 둘째, 셋째 손가락을 상완동맥 또는 요골 동맥 위에 올려 놓는다.						
35*	상완동맥 또는 요골동맥을 촉지하여 맥박이 소실되는 점에서 혈압계의 눈금을 30mmHg 정도 더 올린다.						

번호	수행항목	자가평가			교육자평가		
		0	1	2	0	1	2
36*	조절 밸브를 천천히 열어 눈금을 1초에 2mmHg의 속도로 내리면서 상완동맥이나 요골동맥에서의 맥박이 다시 촉지되는 지점의 눈금을 읽어서 기억한다.						
37	커프의 공기를 완전히 뺀 후 최소한 15초 동안 기다린다.						
38	상완동맥 위에 청진기를 대고 움직이지 않게 손으로 고정한다.						
39	조절 밸브를 잠그고 압력 bulb를 눌러서 커프에 공기를 넣는다.						
40*	상완동맥이나 요골동맥에서의 맥박이 다시 촉지되었던 지점의 눈금을 기억하여 눈금보다 30mmHg 더 올라가게 혈압계의 눈금을 올린다.						
41*	조절 밸브를 천천히 열어 1초에 2mmHg씩 눈금을 내리면서 처음 소리가 들리는 지점에 눈금을 읽어서 기억한다.						
42*	조절 밸브를 천천히 열어 차츰 커프에서 공기를 빼면서 소리가 없어지는 지점의 눈금을 읽어서 기억한다.						
43	조절 밸브를 완전히 열어 커프에서 공기를 완전히 뺀다.						
44	대상자 팔에서 커프를 풀고 대상자가 옷을 입는 것을 도와 준다.						
45	커프를 말고 혈압계를 정리한다.						
46	측정한 혈압을 메모한다.						
47	청진기의 귀꽂이(ear piece)를 소독솜으로 닦는다.						
48	손을 씻는다.						
49	대상자의 기록지에 체온, 맥박, 혈압측정치를 기록한다.						
총 점							

* 체온을 고막으로 측정하는 경우 다음 절차로 체온, 맥박, 호흡을 측정한다.

번호	수 행 항 목	자가평가			교육자평가		
	고막 체온	0	1	2	0	1	2
1	손을 씻는다(액와 체온 측정의 ②~⑧까지 동일함).						
2	대상자에게 체온을 측정하는 목적과 절차를 설명한다.						
3	용기에서 탐침 덮개를 꺼낸 후 탐침 덮개를 고막체온계에 덮는다.						
4*	대상자의 머리를 한 쪽으로 돌린다. 성인의 귓바퀴는 후상방으로, 소아는 후하방으로 당긴 다음 탐침을 부드럽게 외이도로 삽입한다.						
5	디지털 액정 부분에 체온이 표시되거나 삐 소리가 나면 탐침을 빼낸 다음 측정치를 읽는다.						
6	탐침 덮개를 제거한다.						
7	측정한 체온을 메모한다.						
8	대상자의 맥박과 호흡을 측정해야 하는 경우에는 측정한다.						
9	손을 씻는다.						
10	대상자의 기록지에 기록한다.						
	총 점						

※ 맥박과 혈압측정은 위와 동일함.
  (0: 전혀 모름, 1: 공부가 더 필요함 2: 완전히 알고 수행할 수 있음)

2. 경구 투약

1. 성취 목표	- 경구투약의 기본원칙을 알고 원칙에 따라 투약할 수 있다. - 투약에 적절한 체위를 취할 수 있다. - 구강건조로 연하곤란 가능성이 있는 노인의 약복용을 도울 수 있다.
2. 관련선행지식	- 투약의 기본원칙 - 안전하게 경구투약하는 방법 - 대상자의 경구투약 가능 여부 사정
3. 필요장비 및 물품	- 투약 카드(또는 컴퓨터 출력물) - 투약카트 또는 트레이 - 물, 물컵(필요시 빨대) - 휴지(또는 종이타월) - 투약 기록지, 손소독제 - 투약 컵 또는 약 봉지 - 코프시럽 약병(실제 먹을 수 있는 것으로 준비)
4. 수행시간	- 7분

경구 투약 (0: 전혀 모름, 1: 공부가 더 필요함 2: 완전히 알고 수행할 수 있음)								
번호	수행 항목	자가평가			교육자평가		
		0	1	2	0	1	2
1	손을 씻는다.						
2*	투약카트에서 대상자의 약물이 들어 있는 약포지를 꺼내어 투약처방(투약카드 또는 컴퓨터 출력물 등)과 투약원칙(5 rights; 대상자 등록번호, 대상자명, 약명, 용량, 투여경로, 시간 등)을 확인한다.						
3	경구 투약에 필요한 물품을 준비한다.						
4	준비한 물품을 가지고 대상자에게 가서 간호사 자신을 소개한다.						
5*	대상자의 이름, 등록번호 등을 개방형으로 질문하여 대상자를 확인하고, 입원팔찌와 대조하여 대상자를 확인한다.						
6*	약물 투여 목적과 작용 및 유의사항을 설명한 다음 약물에 대한 의문사항이 있으면 질문하도록 한다.						
7*	앉거나 파울러씨 체위를 취하도록 하되 앉는 것이 금기라면 측위를 취하도록 돕는다.						
8	흘리지 않도록 휴지나 타월을 대준다.						
9*	구강건조로 연하곤란이 있는지 확인하기 위해 침을 삼켜보거나 물을 한 모금 마셔보도록 한다.						
10	알약은 한꺼번에 복용하지 말고, 입 속에 부드럽게 넣어주고 한 번에 한 알씩 복용하도록 돕는다. 알약 복용 후에 물약을 복용하도록 한다.						
11	약물을 다 삼킬 때까지 대상자 옆에 있으면서, 약물복용 여부를 확인하기가 어려우면 대상자에게 말을 시켜보거나 입을 벌려보도록 한다.						
12	투약 후에는 대상자가 편안한 체위를 취하도록 도와준다.						
13	손을 씻는다.						
14	수행 결과를 대상자의 간호기록지에 기록한다. 1) 5 rights(대상자명, 약명, 용량, 투약경로, 투약시간) 2) 필요 시 투약목적, 환자의 반응, 투약 못한 이유						
총 점							

3. 근육주사(둔부의 복면, ventrogluteal site)

1. 성취 목표	• 근육주사 처방을 확인하고 이해할 수 있다. • 근육주사 부위를 정확히 선정할 수 있다. • 근육주사 약물을 무균적으로 준비할 수 있다. • 근육주사의 목적과 기대효과를 대상자에게 설명할 수 있다. • 근육주사 통증을 줄이기 위한 간호를 수행할 수 있다.
2. 관련선행지식	• 둔부의 근육주사 부위 • 무균술 • 근육 주사 시 통증감소 간호법 • 투약의 기본 원칙
3. 필요장비 및 물품	• 근육주사용 둔부모형 • 투약카드(또는 컴퓨터 출력물) • 일회용 멸균 주사기(바늘 포함) 2개 • 소독솜 • 약품 라벨이 붙은 앰플 2개 • 투약카트 또는 쟁반(tray) • 투약 기록지, 손소독제 • 손상성 폐기물 전용용기, 일반 의료폐기물 전용용기
4. 수행시간	• 7분

근육주사(둔부의 복면, ventrogluteal site)
(0: 전혀 모름, 1: 공부가 더 필요함 2: 완전히 알고 수행할 수 있음)

번호	수 행 항 목	자가평가			교육자평가		
		0	1	2	0	1	2
1	대상자의 통증을 사정한다.						
2	손을 씻는다.						
3*	투약처방(투약카드 또는 컴퓨터 출력물 등)과 투약원칙(5 rights: 대상자 등록번호, 대상자명, 약명, 용량, 투여경로, 시간 등)을 확인한다.						
4*	근육주사에 필요한 약물을 정확한 용량 및 방법으로 주사기에 준비한다.						
5*	필요한 물품을 준비한다.						
6	대상자에게 간호사 자신을 소개한다.						
7*	대상자의 이름, 등록번호 등을 개방형으로 질문하여 대상자를 확인하고, 입원팔찌와 대조하여 대상자를 확인한다.						
8	약물의 투여 목적과 작용 및 유의사항에 대해 설명한 다음 의문사항이 있으면 질문하도록 한다.						
9	사생활보호를 위해 병상 간 커튼을 치거나 스크린을 친 다음 대상자의 수술 부위가 올리지 않도록 주의하고, 대상자를 옆으로 편안한 자세로 눕게 한다.						
10	손소독제로 손위생을 실시한다.						
11*	왼(오른)손의 손바닥을 대상자의 오른(왼)쪽 대전자 위에, 집게손가락은 전상장골극(anterior superior iliac spine) 위에 올려놓고 가운데 손가락은 장골능을 따라 V자로 벌려서 주사 부위를 선정한다.						
12	두 손가락으로 만든 V자의 가운데 부위를 소독솜으로 안쪽에서 바깥쪽으로 직경 5-8cm 정도 둥글게 닦아낸다.						
13	소독약이 마르면 왼(오른)쪽 3, 4번째 손가락 사이에 소독 솜을 끼워 놓은 채, 오른(왼)손으로 주사기를 집어 올려 주사바늘 뚜껑을 제거한다.						
14*	주사바늘을 90°로 유지한 다음 주사기로 둔부 근육을 재빨리 찌른다.						
15*	피부를 잡았던 손의 엄지와 집게손가락으로 주사기 바늘의 중심부를 잡고, 주사기를 잡았던 손으로는 주사기의 밀대를 뒤로 당긴다.						

번호	수행 항목	자가평가			교육자평가		
		0	1	2	0	1	2
16*	주사기로 혈액이 나오지 않는다면 주사기 밀대를 당겨보던 손의 엄지손가락으로 밀대를 밀어서 약물을 천천히 주입한다.						
17	약물 주입이 끝나면 왼(오른) 손가락에 끼워둔 소독솜으로 주사부위를 누르면서 둔부에 주사바늘 삽입할 때와 같은 각도로 주사기를 재빨리 빼낸다.						
18	주사부위를 마사지한다.						
19	주사 후의 기대효과에 대해 설명한다.						
20*	주사바늘은 뚜껑을 되씌우지 않은 채 손상성폐기물 전용용기에 버리고 사용했던 소독솜과 주사기는 일반 의료폐기물 전용용기에 버린다.						
21	손을 씻는다.						
22	수행 결과를 대상자의 간호기록지에 기록한다. 1) 5 rights(대상자명, 약명, 용량, 투약경로, 투약시간) 2) 필요 시 투약목적, 환자의 반응, 투약 못한 이유						
	총 점						

4. 피하주사(간이 혈당측정 검사 포함)

1. 성취 목표	• 간이 혈당측정기로 혈당을 측정할 수 있다. • 투약처방을 확인하고 이해할 수 있다. • 혈당검사 결과에 따라 필요한 인슐린의 양을 주사기에 준비할 수 있다. • 정확한 피하주사부위를 선정할 수 있다. • 정확한 방법으로 피하주사를 할 수 있다.
2. 관련선행지식	• 투약의 원칙 • 약물용량 계산 • 피하주사부위 선정 • 무균술 • 간이 혈당측정기 사용 및 관리법
3. 필요장비 및 물품	• 투약 카드(또는 컴퓨터 출력물) • 장갑(필요시) • 주사용 인슐린 • 검사지(strip) • 인슐린 주사기 • 투약카트 또는 쟁반(tray) • 간이 혈당측정기 • 투약 기록지 • 피하주사 모형 • 혈당 기록지 • 채혈기(penlet) • 손상성폐기물 전용용기 • 채혈침(lancet) • 일반의료폐기물 전용용기 • 소독솜, 손소독제 • 피하주사 부위 순환 그림
4. 수행시간	• 10분

피하주사(간이 혈당측정 검사 포함)
(0: 전혀 모름, 1: 공부가 더 필요함 2: 완전히 알고 수행할 수 있음)

번호	수 행 항 목	자가평가			교육자평가		
	간이 혈당 측정	0	1	2	0	1	2
1	손을 씻는다.						
2	간이 혈당측정에 필요한 물품을 준비한다.						
3	준비한 물품을 가지고 대상자에게 가서 간호사 자신을 소개한다.						
4*	대상자의 이름, 등록번호 등을 개방형으로 질문하여 대상자를 확인하고, 입원팔찌와 대조하여 대상자를 확인한다.						
5	대상자에게 혈당측정, 목적과 절차에 대해 설명한다.						
6	손소독제로 손위생을 실시한다.						
7	대상자의 손가락 끝을 부드럽게 촉진하여 채혈하기 적절한지 확인한 다음 손이 심장보다 아래에 위치하도록 한다.						
8*	채혈기에 채혈침을 끼워 대상자의 피부 상태에 맞도록 삽입깊이를 조절한다.						
9*	대상자의 손가락 끝을 소독 솜으로 닦은 다음 말린다.						
10	혈당측정기의 전원을 켠다.						
11*	손가락 끝부분의 측면에 채혈기를 놓고 채혈침이 피부를 순간적으로 천자하도록 버튼을 누른다.						
12*	천자부위는 힘주어 짜내지 말고 혈액이 자연스럽게 흘러나오게 한 다음 혈액방울을 검사지에 묻힌다.						
13	혈당측정기의 모니터에 나온 수치를 확인하고 메모한 후 대상자에게 설명해 준다.						
14*	채혈침은 손상성폐기물 전용용기에 버리고 사용했던 소독솜과 혈액이 묻은 검사지는 일반 의료폐기물 전용용기에 버린다.						
15	손을 씻는다.						
16	혈당 기록지에 혈당 측정치를 기록한다.						
	총 점						

피하주사(간이 혈당측정 검사 포함)
(0: 전혀 모름, 1: 공부가 더 필요함 2: 완전히 알고 수행할 수 있음)

번호	수행 항목	자가평가	교육자평가
1	손을 씻는다.		
2*	혈당 측정치에 따라 R-I Schedule을 확인한다.		
3	투약처방(투약카드 또는 컴퓨터 출력물 등)과 투약원칙(5 rights; 대상자 등록번호, 대상자명, 약명, 용량, 투여경로, 시간 등)을 확인한다.		
4*	투약처방을 확이나여 정학한 양의 인슐린을 주사기에 준비한다.		
5	피하주사에 필요한 물품을 준비한다.		
6*	대상자의 이름, 등록번호 등을 개방형으로 질문하여 대상자를 확인하고, 입원팔찌와 대조하여 대상자를 확인한다.		
7	준비된 약물의 투여목적과 작용 및 유의사항에 대해 설명한다.		
8	손소독제로 손위생을 실시한다.		
9*	인슐린 주사부위 기록지(그림표)를 보고 주사 부위를 선택한다(주사부위에 타박상, 부종, 경결, 민감성, 변색 등이 있는지 사정한 다음 이전 주사부위를 확인하고 이번에 교대로 주사해야할 주사부위를 확인한다).		
10	대상자에게 편안한 자세를 취하도록 하고, 주사 놓을 부위를 소독솜으로 안에서 바깥쪽으로 직경 5-8cm 정도 둥글게 닦는다.		
11*	주사 바늘 뚜껑을 제거하고, 주사기를 잡지 않은 손으로 주사부위 주변의 피부를 팽팽하게 잡고, 주사바늘을 45°~90°로 빠르면서도 정확하게 삽입한다.		
12	주사바늘이 삽입되면 약물을 주입한다.		
13*	주사바늘을 재빨리 빼고 주사기를 빼낸 부위는 소독솜이나 마른 거즈로 살짝 눌러주되 주사부위는 마사지하지 않는다.		
14*	주사바늘은 뚜껑을 되씌우지 않은 채 손상성폐기물 전용용기에 버리고 사용했던 소독솜과 주사기는 일반 의료폐기물 전용용기에 버린다.		
15	손을 씻는다.		
16	수행 결과를 대상자의 간호기록지에 기록한다. 1) 5 rights(대상자명, 약명, 용량, 투약경로, 투약시간) 2) 필요 시 투약목적, 환자의 반응, 투약 못한 이유		
	총 점		

5. 피내주사 (전완의 내측면)

1. 성취 목표	• 피내주사의 목적을 대상자에게 설명할 수 있다. • 피부 반응검사용 용액을 만들 수 있다. • 피내주사를 정확히 수행할 수 있다. • 피내주사 결과를 해석할 수 있다.
2. 관련선행지식	• 투약의 원칙 • 무균술 • 피내주사의 목적 • 피내주사 부위 선정 • 피내주사 결과 해석
3. 필요장비 및 물품	• 투약 카드(또는 컴퓨터 출력물) • 투약카트 또는 쟁반(tray) • 1ml 주사기 2개 • 투약 기록지 • 5ml 주사기 • 손상성폐기물 전용용기 • 소독솜 • 일반 의료폐기물 전용용기 • 피내 주사용 모형 • 손소독제 • 주사용 바이알 • 주사용 증류수(혹은 생리식염수)앰플
4. 수행시간	• 10분

피내주사 (전완의 내측면) (0: 전혀 모름, 1: 공부가 더 필요함 2: 완전히 알고 수행할 수 있음)								
번호	수 행 항 목	자가평가			교육자평가		
		0	1	2	0	1	2
1	손을 씻는다.						
2*	투약처방(투약카드 또는 컴퓨터 출력물 등)과 투약원칙(5 rights: 대상자 등록번호, 대상자명, 약명, 용량, 투여경로, 시간 등)을 확인한다.						
3	주사기로 주사용 증류수 5ml를 앰플에서 빼낸다(바이알에 1g의 약물이 들어있는 경우를 기준으로 한다).						
4	약물이 든 바이알의 고무마개를 소독솜으로 닦는다.						
5*	바이알에 증류수 또는 생리식염수 5ml를 멸균적으로 주입한다(약물 1000mg/5ml). (200mg/mL, ※ 참고 0.5g/V-2.5mL, 2g/V-10mL mix)						
6	바이알에 들어있는 분말이 완전히 녹을 때까지 기포가 생기지 않게 조심스럽게 바이알을 흔든다.						
7	바이알의 고무마개를 소독 솜으로 다시 닦는다.						
8*	1ml 주사기로 바이알에서 0.1ml의 약물을 빼내 총량 1mL로 희석한다(20mg/mL).						
9*	주사기 약물 중 0.9mL는 버리고 나머지 0.1mL를 다시 총량 1mL로 희석한다(2mg/mL)						
10	피내주사에 필요한 물품을 준비한다.						
11	준비한 물품을 가지고 대상자에게 가서 간호사 자신을 소개한다.						
12*	대상자의 이름, 등록번호 등을 개방형으로 질문하여 대상자를 확인하고, 입원팔찌와 대조하여 대상자를 확인한다.						
13	대상자에게 피내주사의 목적과 절차에 대해 설명한다.						
14	손소독제로 손위생을 실시한다.						
15*	적절한 피내주사 부위를 선택한다(전완의 내측면).						
16	대상자의 팔을 침대 바닥면이나 침상 밑 탁자(over-bed table)의 바닥면 위에 바로 펴서 얹은 다음 편안한 자세로 있게 한다.						
17	주사 놓을 부위를 소독솜으로 안에서 바깥쪽으로 직경 5-8cm 정도 둥글게 닦은 다음 소독액이 마를 때까지 잠시 기다린다.						

번호	수행 항목	자가평가			교육자평가		
		0	1	2	0	1	2
18	왼(오른)손으로 주사부위 위쪽 또는 아래쪽으로 2-3cm 떨어진 부위의 피부를 팽팽하게 잡아당긴다.						
19*	주사바늘의 사면이 위로 오도록 하여 주사기가 피부와 10~15°의 각도를 유지하도록 잡은 다음 표피 아래 진피층에 주사바늘의 사면이 들어갈 때까지 피내에 삽입한다.						
20*	주사바늘의 사면이 피내로 삽입되고 나면 피부를 잡아당겼던 왼(오른)손으로 주사기의 밀대를 밀어 피부에 직경이 약 5-6mm(0.05mL) 정도의 낭포가 생길 때까지 약물을 서서히 주입한다.						
21*	주사바늘을 빼낸 후 주사바늘이 빠져나온 부위로 약물이 나와 물기가 생긴 경우는 마른 멸균거즈 살짝 닦아낸다. 작은 낭포의 둘레를 볼펜으로 동그랗게 표시한 다음, 주사약명과 투여시간을 적는다. ※ 참고: 1mL 주사기에 생리식염수를 준비하여 위의 주사부위의 3~4cm 떨어진 옆 또는 반대쪽 팔의 대칭부위에 같은 양을 대조액으로(0.02~0.05mL) 피내주사 하여 음성 대조군을 만들어 비교하는 절차가 있으나 여기서는 생략됨.						
22*	주사부위는 마사지 하지 않는다.						
23*	주사바늘은 뚜껑을 되씌우지 않은 채 손상성폐기물 전용용기에 버리고 사용했던 소독솜과 주사기는 일반 의료폐기물 전용용기에 버린다.						
24	손을 씻는다.						
25*	15분 후에 주사부위의 반응을 관찰한다.						
26	수행 결과를 대상자의 간호기록지에 기록한다. 1) 5 rights(대상자명, 약명, 용량, 투약경로, 투약시간) 2) 필요 시 투약목적, 환자의 반응, 투약 못한 이유						
	총 점						

6. 정맥 수액 주입

1. 성취 목표	- 수액주입의 목적을 설명할 수 있다. - 수액의 상태가 투여가능한지 확인할 수 있다(수액 백 내의 이물질, 파손, 유효기간). - 수액세트를 수액 백에 연결하여 line에 공기가 없도록 준비할 수 있다. - 혈관 카테터로 정맥천자 후 수액 line과 연결할 수 있다. - 수액주입 속도를 조절할 수 있다.
2. 관련선행지식	- 수액요법의 목적 - 무균술 - 말초정맥 천자법 - 수액주입 준비 - 용량계산 및 수액주입속도 조절
3. 필요장비 및 물품	- 5% Dextrose Water 500ml(수액백) - 수액세트 - 22G~24G 혈관카테터(angio catheter) - 지혈대(tourniquette) - 소독솜 또는 포비돈 스틱 - 수액 걸대 (IV pole) - 곡반(kidney basin) - 투명 필름 드레싱(tegaderm 또는 IV 3000 또는 고정용 반창고) - 5% DW 500ml IV 라고 쓰여진 약 카드 - 팔 정맥 주사 모형 - 투약카트 또는 쟁반(tray) - 투약 기록지, 손소독제 - 손상성폐기물 전용용기 - 일반 의료폐기물 전용용기 - 수액백 부착용 라벨
4. 수행시간	- 10분

정맥 수액 주입 (0: 전혀 모름, 1: 공부가 더 필요함 2: 완전히 알고 수행할 수 있음)		자가평가			교육자평가		
번호	수 행 항 목	0	1	2	0	1	2
1	손을 씻는다.						
2*	투약처방(투약카드 또는 컴퓨터 출력물 등)과 투약원칙(5 rights: 대상자 등록번호, 대상자명, 약명, 용량, 투여경로, 시간 등)을 확인한다.						
3	투약처방을 보고 정확한 수액을 준비한다.						
4*	수액백에 날짜, 등록번호, 대상자 이름, 수액명, 용량, 주입속도 등이 적혀있는 라벨을 붙인다.						
5*	수액과 수액세트를 연결한다. 1) 수액백의 고무마개를 소독솜으로 닦은 후 수액세트를 꽂아 점적통의 1/2정도를 수액으로 채운다.						
6*	2) 수액백을 높이 들고 수액을 통과시켜 튜브의 공기를 빼낸 다음 조절기를 잠근다.						
7	수액 주입에 필요한 물품을 준비한다(수액의 유효일자, 이상 유무 등 확인).						
8	준비한 물품을 가지고 대상자에게 가서 간호사 자신을 소개한다.						
9*	대상자의 이름, 등록번호 등을 개방형으로 질문하여 대상자를 확인하고, 입원팔찌와 대조하여 대상자를 확인한다.						
10	투약의 목적과 약물의 효과, 주의사항, 방법에 대해 설명한다.						
11	손소독제로 손위생을 실시한다.						
12	침상 옆의 수액 걸대에 수액백을 걸고 수액세트의 끝을 대상자에게 주사할 부위 가까이에 둔다.						
13	대상자에게 편안한 자세를 취하도록 하고 팔을 심장보다 낮게 위치하도록 한 다음 정맥의 상태를 확인한다.						
14*	정맥 상태가 양호한 부위 보다 12~15cm 위쪽을 지혈대로 묶어 삽입할 카테터의 길이보다 정맥이 곧고 길게 두드러진 부위를 주사부위로 선정한다.						
15	천자할 정맥을 정하고 나면 손 소독제로 다시 손 소독을 한 다음 소독솜으로 주사부위를 안에서 밖으로 5-8cm 정도 둥글게 닦는다.						

번호	수 행 항 목	자가평가			교육자평가		
		0	1	2	0	1	2
16*	정맥 천자할 부위의 위쪽이나 아래쪽으로 2-3cm 떨어진 부분의 피부를 왼(오른)쪽 엄지손가락으로 팽팽히 잡아당긴 다음 오른(왼)손으로 카테터의 사면이 위로 오도록 잡고 15°~30°도로 혈류 방향을 따라 카테터를 정맥 내로 삽입한다.						
17*	카테터 내로 혈액이 역류되면 카테터의 중심부를 잡고 카테터의 삽입각도를 약간 낮추면서 카테터를 혈관으로 진입시키면서 카테터 길이만큼 탐침을 조금씩 빼낸다.						
18	카테터가 완전히 삽입된 후 카테터를 잡지 않은 손으로 지혈대를 푼다.						
19	카테터가 삽입되어 있는 부분의 피부를 계속 눌러주어 혈액이 카테터를 통해 흘러내리지 않도록 한다.						
20	한 손은 카테터가 삽입되어 있는 부위를 눌러주고 다른 한 손은 수액세트의 튜브를 잡아서 카테터의 중심부와 연결한 다음 수액세트의 조절기를 풀어 수액의 주입을 확인한다.						
21	부종, 통증 등 침윤증상이 있는지 카테터 삽입 부위의 조직을 관찰한다.						
22	카테터에서 손을 뗀 다음 반창고나 투명드레싱으로 카테터 삽입 부위를 고정한다.						
23*	처방에 따라 주입액의 속도를 조절한다.						
24*	고정용 반창고나 드레싱에 카테터 삽입 날짜와 시간, 카테터의 크기를 기입한다.						
25	대상자가 편안한 자세를 취하도록 돕는다.						
26*	주사바늘은 뚜껑을 되씌우지 않은 채 손상성폐기물 전용용기에 버리고 사용했던 소독솜과 주사기는 일반 의료폐기물 전용용기에 버린다.						
27	손을 씻는다.						
28	수행 결과를 대상자의 간호기록지에 기록한다. 1) 5 rights(대상자명, 약명, 용량, 투약경로, 투약시간) 2) 필요 시 투약목적, 환자의 반응, 투약 못한 이유						
	총 점						

7. 수혈요법

1. 성취 목표	- 수혈에 필요한 물품을 준비할 수 있다. - 수혈제제를 3-way stopcock에 연결할 수 있다. - 수혈 주입속도를 맞출 수 있다. - 수혈 부작용을 감시할 수 있다.
2. 관련선행지식	- 혈액성분의 종류 - 수혈 시 필요한 혈액검사 결과 - 정맥주입방법 - 수혈 부작용의 종류 및 간호
3. 필요장비 및 물품	- 팔 정맥주사 모형 - 스티커(라벨) 부착된 혈액제제 백 - 혈액 종류에 따른 수혈세트 - 18~22G angio catheter - 지혈대(tourniquette) - 70% 알코올 솜 또는 포비돈 스틱 - 수액 걸대 (IV pole) - 멸균장갑 - 투명 필름 드레싱 고정용 반창고 - 3-way stopcock - 투약카트 또는 쟁반(tray) - 초침시계, 곡반 - 청진기, 혈압계, 고막체온계 - 손소독제 - 손상성 폐기물 전용용기 - 일반 의료용 폐기물 전용용기 - 간호기록지 - 수혈 sign할 기록지
4. 수행시간	- 10분

수혈요법 (0: 전혀 모름, 1: 공부가 더 필요함 2: 완전히 알고 수행할 수 있음)							
번호	수 행 항 목	자가평가			교육자평가		
		0	1	2	0	1	2
1	손을 씻는다.						
2	수혈 처방을 확인한 후 간호사실에서 수혈동의서를 확인한다.						
3*	혈액은행에서 수령해 온 혈액을 의료인 2인이 직접 적십자 혈액원 스티커와 후면의 본원 혈액부착 스티커에 기재된 대상자 이름, 성별, 나이, 등록번호, 혈액제제, 혈액고유번호, 혈액형, irradiation 유무, 유통기한, 혈액의 상태(공기방울, 혼탁도, 색깔 이상 등)를 확인하고 확인란에 서명한다.						
4	필요한 물품을 준비한다.						
5	대상자에게 간호사 자신을 소개한다.						
6*	대상자의 이름, 등록번호 등을 개방형으로 질문하여 대상자를 확인하고, 입원팔찌와 대조하여 대상자를 확인한 후 혈액형을 말하도록 하여 준비한 혈액과 동일한지 확인한다(의료인 2인이 직접 실시).						
7	대상자에게 수혈 필요성을 설명한 후 그 동안 수혈경험 및 부작용 경험 유무를 확인하며, 수혈의 목적, 효과, 방법, 부작용에 대해 설명한다.						
8	손소독제로 손위생을 실시한다.						
9*	수혈 전 대상자 상태를 확인한다. 1) 활력징후 측정						
10*	2) 피부상태 관찰, 가려움증 확인						
11	장갑을 착용한다.						
12*	수혈세트와 혈액백을 연결한다. 1) 수혈세트를 꺼내어 조절기(clamp)를 완전히 잠근다.						
13*	2) puncture가 되지 않도록 삽입침을 혈액백에 정확하게 삽입한다.						
14*	수혈세트의 공기를 제거한다. 1) drip chamber에 2/3~3/4 이상 혈액을 채운다.						

번호	수행항목	자가평가			교육자평가		
		0	1	2	0	1	2
15*	2) 수혈세트의 조절기를 열고 공기를 완전히 제거한다.						
16*	수혈세트와 3-way stopcock를 연결한다. 1) 3-way stopcock 보호덮개를 열고 소독솜으로 연결부위를 소독한다.						
17*	2) 수혈세트를 연결한다.						
18*	3) 3-way의 조절기를 돌려서 수혈제제가 주입되도록 하고, 수액제제가 연결되어 있는 라인은 다른 수액이 주입되지 않도록 한다.						
19*	수혈을 시작하고 주입속도를 조절한다. 1) 수혈세트 조절기(clamp)를 열어서 잘 들어가는지, 팔이 붓지 않는지를 확인한다.						
20*	2) 첫 15분 동안 15-20gtts으로 주입속도를 맞춘다.						
21*	수혈 직후 다음사항을 사정한다. 1) 주사부위가 부종, 통증, 잘 들어가지 않거나, 오심/구토, 피부 가려움, 발적, 발열, 오한이 생기면 바로 이야기 해 달라고 설명한다.						
22*	2) 혈액(성분) 1개(bag)를 2~3시간에 걸쳐 주입될 예정임을 설명한다.						
23	뒷정리 1) 사용한 물품은 분리수거하고 장갑을 벗는다. 2) 모든 물품을 제자리에 정돈한다.						
24	손을 씻는다.						
25	수혈 시작 후 15분간 대상자 곁에서 주의 깊게 관찰하고 수혈 시작 후 15분에 활력징후를 측정할 것이라고 환자에게 설명한다.						
26	수행 결과를 대상자의 간호기록지에 기록한다. 1) 혈액제제의 종류, 혈액형, irradiation 유무, 수혈 양, 혈액 주입 시작 시간과 주입속도 2) 수혈 전·중·후 활력징후 3) 수혈 부작용 발생 유무						
총 점							

8. 간헐적 위관영양

1. 성취 목표	▪ 간헐적 위관영양을 정확하게 수행할 수 있다. ▪ 간헐적 위관영양 수행한 것을 정확하게 기록할 수 있다.
2. 관련선행지식	▪ 소화기계의 해부학적 상태 ▪ 소화기계의 기능 ▪ 섭취 ▪ 내과적 무균법 ▪ 기록
3. 필요장비 및 물품	▪ 처방된 위관영양액 ▪ 관장용 주사기(50cc), 영양액 주입 용기와 세트 ▪ 물 ▪ 쟁반(tray), 곡반(폐기물 용도) ▪ 위 모형이 있는 인형 ▪ 손소독제, 간호기록지 ▪ 종이타월, 수건
4. 수행시간	▪ 10분

간헐적 위관영양 (0: 전혀 모름, 1: 공부가 더 필요함 2: 완전히 알고 수행할 수 있음)			자가평가			교육자평가		
번호	수 행 항 목		0	1	2	0	1	2
1	손을 씻는다.								
2	처방된 위관영양액을 포함하여 필요한 물품을 준비한다.								
3	처방된 위관영양액을 체온 정도의 온도로 데운다.								
4	대상자에게 간호사 자신을 소개한다.								
5*	대상자의 이름, 등록번호 등을 개방형으로 질문하여 대상자를 확인하고, 입원팔찌와 대조하여 대상자를 확인한다.								
6	대상자에게 목적과 절차를 설명한다.								
7	대상자 상태가 허락하면 30~45° 정도 앉은 자세를 취하게 한다 (일어나지 못하면 오른쪽으로 눕힌다).								
8	손소독제로 손위생을 실시한다.								
9	처방된 위관영양액을 담은 용기를 주입세트와 연결한 다음 공기를 끝부분까지 제거하고 걸대(pole대)에 건다.								
10	대상자 옷에 고정되어 있는 위관을 푼다.								
11	위관을 꺾고 위관 마개를 빼고 위관에 30mL의 공기가 든 주사기를 연결한다.								
12*	꺾어 쥔 위관을 풀고 공기를 주입한 후 주사기로 위 내용물을 흡인해 내어 위관이 제자리에 잘 삽입되었는지 확인한다.								
13*	흡인해 낸 위 내용물이 소화액인 경우는 위로 다시 주입한다. * 참고) 흡인된 내용물이 50mL 이상으로 소화가 안 된 채 나오면 영양공급을 하지 않고 의사에게 알린다.								
14	위관을 꺾어서 쥐고 주사기를 분리하고 위관 마개를 막는다.								
15	주사기 내관을 제거한 뒤 위관을 꺾어 쥔 후 위관에 주사기를 연결한다.								

번호	수 행 항 목	자가평가			교육자평가		
		0	1	2	0	1	2
16*	실온의 물 15~30ml 정도를 주사기에 붓고 꺾어 쥔 위관을 풀어 천천히 주입하다가 주사기 끝에 물이 도달했을 때 다시 위관을 꺾어 쥐고 주사기를 제거한다.						
17*	걸대에 걸어둔 처방된 위관영양액 용기를 위관에 연결한 후 꺾어 쥔 위관을 풀고 용액을 천천히 주입한다. 1분에 50mL 이상 주입하지 않는다.						
18	처방된 위관영양액을 모두 주입하여 용기 끝에 용액이 도달 했을 때 위관을 꺾어 쥔 후 용기를 제거한다.						
19*	내관을 뺀 주사기를 위관에 연결하고 실온의 물 30~60mL를 주사기에 부어 위관을 씻어준다.						
20	물이 위관으로 다 주입되기 직전에 위관을 꺾어 쥔 후 주사기를 빼고 위관 마개를 막는다.						
21	위관을 다시 제자리에 고정한다.						
22*	대상자에게 주입한 후 30~45°의 자세로 30분 이상 있게 하여 토하지 않게 설명하고, 30분 이상 자세를 유지하도록 한다.						
23	사용한 물품을 정리한다.						
24	손을 씻는다.						
25	수행결과를 대상자의 간호기록지에 기록한다. 1) 날짜 및 시간 2) 용액의 양과 형태, 주입시간 3) 대상자의 반응 4) 대상자의 팽만감이나 구토증						
	총 점						

9. 단순도뇨

1. 성취 목표	• 단순도뇨를 정확하게 수행할 수 있다. • 단순도뇨 수행한 것을 정확하게 기록할 수 있다.
2. 관련선행지식	• 내과적 무균법 • 멸균수법 • 방광, 요관, 요도의 해부학적 상태 • 방광, 요관, 요도의 기능 • 단순도뇨의 목적 • 기록
3. 필요장비 및 물품	• 드레싱세트 (종지 두 개가 필요) • 곧은 도뇨관(6-7Fr) • 멸균장갑 • 소독솜 • 소독된 윤활제 • 쟁반(tray), 곡반 • 홑이불, 방수포(diaper), 반홑이불, 공포(hole towel) • 소변기 • 도뇨 모형 • 손소독제, 간호기록지
4. 수행시간	• 10분

단순도뇨 (0: 전혀 모름, 1: 공부가 더 필요함 2: 완전히 알고 수행할 수 있음)							
번호	수 행 항 목	자가평가			교육자평가		
		0	1	2	0	1	2
1*	손을 씻는다.						
2	드레싱세트를 쟁반위에 놓고 멸균수법으로 편다.						
3	드레싱세트 속에 있는 종지에 소독솜을 넣는다.						
4	멸균된 마른 거즈와 윤활제, 공포(hole towel)를 세트 속에 넣는다.						
5*	적당한 크기(6~7Fr)의 도뇨관을 무균적으로 세트속에 넣는다. * 참고) 남자 : 7~8Fr.						
6	필요한 물품을 준비하여 침상가로 가지고 간다.						
7	대상자에게 간호사 자신을 소개한다.						
8*	대상자의 이름, 등록번호 등을 개방형으로 질문하여 대상자를 확인하고, 입원팔찌와 대조하여 대상자를 확인한다.						
9	단순도뇨를 하는 목적과 절차를 대상자에게 설명한다.						
10	대상자의 사생활을 보호해 주고 똑바로 눕도록 도와준다.						
11	윗 침구를 침상발치에 부채모양으로 접어놓고 홑이불을 마름모 모양으로 대상자를 덮어준다.						
12	방수포(고무포)와 반홑이불을 대상자 둔부 밑에 깐다.						
13	대상자의 하의를 벗기고 무릎을 굽히고 60cm 가량 다리를 벌려 배횡와위(dorsal recumbent position)를 취하도록 도와준다.						
14	양쪽 발 주위를 마름모 모양으로 덮은 홑이불 끝으로 감아 싼다.						
15	복부 위로 홑이불 끝을 접어 올린다.						
16	세트가 있는 쟁반과 곡반을 대상자 다리 사이에 놓는다.						
17	대상자에게 다리를 움직이지 말라고 설명한다.						
18	준비한 세트를 연다.						
19*	손위생을 시행한 후, 멸균장갑을 멸균수법으로 착용한다.						
20*	멸균장갑 낀 손이 오염되지 않게 외음부의 노출된 부위를 공포(hole towel)로 덮어 준다.						
21	도뇨관 끝(5cm)에 윤활제를 바른다.						
22	소독솜으로 외음부 주위를 닦을 때 찬 느낌이 있을 수 있음을 설명한다.						

번호	수행 항목	자가평가			교육자평가		
		0	1	2	0	1	2
23*	소독솜으로 외음부 주위를 닦는다(한 번 닦을 때 마다 새 솜을 사용). 1) 왼 손의 엄지와 검지로 음순을 벌려서 요도를 노출시킨다. 2) 양편 대음순을 위에서 밑으로 닦는다. 3) 양편 소음순을 위에서 밑으로 닦는다. 4) 요도를 위에서 밑으로 닦는다. 5) 도뇨관을 삽입할 때까지 음순을 왼손으로 벌리고 있다. ※ 참고) 남자의 경우 1) 왼손이 엄지와 검지로 음경을 잡고 표피(Preputium)를 잡아당긴다. 2) 요도를 소독솜으로 닦고 버린다. 3) 요도구 바깥쪽으로 둥글게 닦고 버린다.						
24	도뇨관을 삽입함을 대상자에게 설명한다.						
25*	오른손으로 도뇨관이 오염되지 않게 잘 감아쥐고 후상방으로 5~8cm삽입한다. ※ 참고) 남자 : 12~18cm 삽입						
26	소변이 흘러나오기 시작하면 도뇨관을 2~4cm 가량 더 삽입한다.						
27	소변이 곡반 속으로 흘러나오게 한다.						
28	소변이 흘러나오지 않게 되면 도뇨관을 빼어 곡반에 버린다.						
29	마른 거즈로 요도구와 그 주위를 닦는다.						
30	장갑을 벗고 공포(hole towel)을 치운다.						
31*	대상자를 편안하게 해주고 소변기에 소변을 담아 양을 측정한다.						
32	사용한 물품을 정리한다.						
33	손을 씻는다.						
34*	수행 결과를 대상자의 간호기록지에 기록한다. 1) 시간과 날짜 2) 절차를 시행한 이유 3) 사용한 도뇨관의 크기 4) 소변의 양과 색깔						
	총 점						

10. 유치도뇨 (indwelling catheterization)

1. 성취 목표	· 유치도뇨를 정확하게 수행할 수 있다. · 유치도뇨 수행한 것을 정확하게 기록할 수 있다.
2. 관련선행지식	· 내과적 무균법 · 멸균수법 · 방광, 요관, 요도의 해부학적 상태 · 방광, 요관, 요도의 기능 · 유치도뇨의 목적 · 기록
3. 필요장비 및 물품	· 유치도뇨세트 (종지 3개, 주사기, 공포(hole towe)) · 혈관섭자 또는 겸자(kelly) · 유치도뇨관(14-16Fr) · 멸균장갑, 10mL 멸균 주사기 · 소독솜, 멸균증류수 · 수용성 윤활제 · 반창고 · 쟁반(tray), 곡반 · 홑이불, 방수포(diaper), 반홑이불 · 소변수집주머니(urine bag) · 도뇨 모형 · 손소독제 · 간호기록지
4. 수행시간	· 15분

유치도뇨 (indwelling catheterization)
(0: 전혀 모름, 1: 공부가 더 필요함 2: 완전히 알고 수행할 수 있음)

번호	수 행 항 목	자가평가 0	1	2	교육자평가 0	1	2
1	손을 씻는다.						
2*	유치도뇨세트를 쟁반(tray)위에 놓고 멸균수법으로 편다.						
3*	세트 속에 있는 종지 하나에는 소독솜을 무균적으로 넣고 또 하나에는 멸균 증류수를 무균적으로 붓는다.						
4*	나머지 종지 속에 수용성 윤활제와 멸균된 주사기를 무균적으로 넣는다.						
5*	적당한 크기의 도뇨관을 무균적으로 세트 속에 넣는다. * 참고) 여자: 14~16Fr. 남자: 16~18Fr						
6	필요한 물품을 준비하여 침상가로 가지고 간다.						
7	대상자에게 간호사 자신을 소개한다.						
8*	대상자의 이름, 등록번호 등을 개방형으로 질문하여 대상자를 확인하고, 입원팔찌와 대조하여 대상자를 확인한다.						
9	유치도뇨를 하는 목적 및 절차를 대상자에게 설명한다.						
10	대상자의 사생활을 보호해 주고 똑바로 눕도록 설명한다.						
11*	손소독제로 손위생을 실시한다.						
12	윗 침구를 침상발치에 접어놓고 가져간 홑이불로 대상자를 덮어준다.						
13	방수포(고무포)와 반홑이불을 대상자 둔부 밑에 깐다.						
14	대상자의 하의를 벗기고 무릎을 굽히고 60cm 가량 다리를 벌려 배횡와위(dorsal recumbent position)를 취하도록 도와준다. ※ 참고) 남자는 똑바로 눕게 하고 회음부만 노출						
15	대상자 양쪽 대퇴 주위를 덮은 홑이불 끝으로 감아 싼 후 외음부를 노출시킨다.						
16	세트가 있는 쟁반(tray)과 곡반을 대상자 다리 사이에 놓는다.						
17	대상자에게 다리를 움직이지 말라고 설명한다.						
18	준비한 세트를 연다.						
19*	멸균장갑을 멸균수법으로 착용한다.						

번호	수 행 항 목	자가평가			교육자평가		
		0	1	2	0	1	2
20*	멸균장갑 낀 손이 오염되지 않게 외음부의 노출된 부위를 공포(hole towel)로 덮어 준다.						
21	주사기에 도뇨관에 표시된 정확한 양의 증류수를 준비한다.						
22	도뇨관의 풍선주입구(balloon lumen)에 주사기에 증류수를 주입하여 도뇨관 풍선의 팽창여부를 확인한다.						
23*	증류수를 주사기속으로 빼낸다.						
24	도뇨관 끝(5cm)에 윤활제를 바른다.						
25*	도뇨관의 소변이 흘러나오는 출구를 혈관섭자(또는 겸자)로 잠근다.						
26	소독솜으로 외음부 주위를 닦을 때 찬 느낌이 있을 수 있음을 설명한다.						
27*	소독솜으로 외음부 주위를 닦는다(한 번 닦을 때 마다 새 소독솜을 사용).						
28*	1) 왼 손의 엄지와 검지로 음순을 벌려서 요도를 노출시킨다.						
29*	2) 양편 대음순을 위에서 밑으로 닦는다.						
30*	3) 양편 소음순을 위에서 밑으로 닦는다.						
31*	4) 요도를 위에서 밑으로 닦는다.						
32*	5) 도뇨관을 삽입할 때까지 음순을 왼손으로 벌리고 있는다.						
	* 참고) 남자 왼손의 엄지와 검지로 음경을 잡고 표피(Preputium)를 잡아당긴다. 요도를 소독솜으로 닦고 버린다. 요도구 바깥쪽으로 둥글게 닦고 버린다.						
33	도뇨관을 삽입함을 대상자에게 설명한다.						
34*	오른손으로 도뇨관이 오염되지 않게 혈관섭자와 함께 잘 감아쥐고 요도 후상방으로 5~8cm 삽입한다. * 참고) 남자 : 12~18cm 삽입						
35*	잠가둔 혈관섭자를 풀고 곡반에 대고 소변이 나오는지 확인하여 소변이 흘러나오기 시작하면 소변이 흘러나오는 출구를 혈관섭자로 잠근 후, 도뇨관을 2~4cm 가량 더 삽입한다.						

번호	수행항목	자가평가			교육자평가		
		0	1	2	0	1	2
36*	도뇨관의 풍선 주입구(balloon lumen)에 주사기에 들어 있는 증류수를 주입하여 도뇨관의 풍선을 팽창시킨다.						
37	도뇨관이 안전하게 방광 안에 있는지 확인하기 위하여 도뇨관을 부드럽게 잡아당겨 본다.						
38	장갑을 벗고 공포(hole towel)을 치운다.						
39	소변주머니의 하단의 조절기(clamp)가 잠겨 있는지 확인한 후 소변 수집 주머니를 도뇨관과 연결한다.						
40	도뇨관의 소변 나오는 출구를 잠가 두었던 혈관섭자를 제거한다.						
41	도뇨관을 반창고로 대퇴에 고정시킨다.						
42	소변 수집 주머니가 침상보다 낮게 위치하도록 안전하게 고정하고, 바닥에 닿지 않도록 주의한다.						
43*	소변 주머니 상단의 조절기(clamp)가 열려있는지 확인하여 소변이 잘 나오는지 확인하고 대상자를 편안하게 해준다.						
44	소변 수집 주머니 관리 방법에 대해 설명한다.						
45	사용한 물품을 정리한다.						
46	손을 씻는다.						
47	수행결과를 대상자의 간호기록지에 기록한다. 시간과 날짜 절차를 시행한 이유 사용한 도뇨관의 크기 및 종류(유형) 소변의 양과 색깔 소변이 잘 배출되고 있는지						
	총 점						

11. 배출관장

1. 성취 목표	- 배출관장을 정확하게 수행할 수 있다. - 배출관장 수행한 것을 정확하게 기록할 수 있다.
2. 관련선행지식	- 배설기관의 해부학적 상태 - 배설의 기전 - 관장의 목적 - 관장의 종류 - 내과적 무균법
3. 필요장비 및 물품	- 관장액(글리세린) - 미온수(37.7~40.5℃) - 50mL 주사기나 관장용 주사기 - 카테터(10Fr)나 직장튜브(14-20Fr) - 홑이불, 방수포(고무포)와 반홑이불 - 윤활제 - 쟁반(tray), 곡반 - 검온계 - 일회용 장갑 - 관장 모형 - 휴지 - 손소독제, 간호기록지 - 대변기(필요시)
4. 수행시간	- 10분

배출관장 (0: 전혀 모름, 1: 공부가 더 필요함 2: 완전히 알고 수행할 수 있음)			자가평가			교육자평가		
번호	수 행 과 목	0	1	2	0	1	2
1	손을 씻는다.						
2	필요한 물품을 준비한다.						
3	주사기 내관을 빼고 주사기 앞부분을 손으로 막은 상태에서 글리세린과 37.7~40.5℃(검온계로 확인)의 물을 1:1로 부어 관장액을 준비한다.						
4	주사기 내관을 꽂은 다음 카테터나 직장튜브의 끝부분을 개봉하여 주사기를 연결하고 공기를 빼준다.						
5	카테터나 직장튜브 끝 10~15cm 부위에 윤활제를 바른다						
6	준비한 물품을 가지고 대상자에게 간호사 자신을 소개한다.						
7*	대상자의 이름, 등록번호 등을 개방형으로 질문하여 대상자를 확인하고, 입원팔찌와 대조하여 대상자를 확인한다.						
8	관장의 목적과 절차를 설명한다.						
9	커튼이나 스크린을 쳐서 대상자의 사생활을 보호해 준다.						
10*	손소독제로 손위생을 실시한다.						
11	홑이불을 윗 침구 위에 펴서 잡게 하고 윗 침구를 끌어내려 침상 발치에 접어놓고 홑이불로 덮어준다.						
12	대상자에게 Sim's position 또는 좌측위를 취하게 한다.						
13	대상자 둔부 밑에 방수포(고무포)와 반홑이불을 깐다.						
14	일회용 장갑을 착용한다.						
15	대상자의 둔부를 노출시키고 항문이 보이도록 사이를 벌린다.						
16	대상자에게 입으로 숨을 천천히 내쉬면서 긴장을 풀도록 유도한다.						
17*	카테터나 직장튜브 끝을 대상자의 배꼽을 향하도록 해서 5~10cm 정도 삽입한다.						
18	카테터나 직장튜브 위치를 고정하고 관장액을 천천히 주입한다.						
19	용액이 주입되는 동안 불편함이 있을 수 있음을 설명한다.						
20	용액을 전부 주입한 후 카테터나 직장튜브를 항문에서 빼내어 휴지에 싸서 곡반에 놓는다.						

번호	수행과목	자가평가			교육자평가		
		0	1	2	0	1	2
21	일회용 장갑을 벗는다.						
22	대상자에게 팽만감을 느끼는 것은 정상임을 설명한다.						
23*	대상자에게 '10~15분 대변을 참거나' 혹은 '침대에 누워서 참을 수 있을 만큼' 대변을 참은 후 화장실에 가야 함을 설명한다.						
24	대상자에게 대변을 본 후 그 결과를 알려야 함을 설명한다.						
25	적어도 한 시간 동안 둔부 밑에 방수포(고무포)와 반홑이불을 그대로 둔다.						
26	대상자를 편안하게 해 주고 물품을 정돈한다.						
27	손을 씻는다.						
28	수행 결과를 대상자의 간호기록지에 기록한다. 관장의 종류 관장 용액 및 주입한 양 용액이 체내에 체류해 있었던 시간 관장절차에 대한 대상자의 이상반응 대상자의 관장 결과(대변양, 대변양상)						
	총 점						

12. 수술 전 간호(심호흡 격려, 수술부위 피부준비 및 주의사항)

1. 성취 목표	• 수술 전 대상자에게 수술 후 사용할 incentive spirometer 사용법을 교육시킬 수 있다. • 수술부위 피부 준비를 수행할 수 있다. • 수술 전 주의사항을 교육시킬 수 있다.
2. 관련선행지식	• 수술 후 합병증 • 수술 후 폐합병증 예방을 위한 폐운동법 • 수술 종류에 따른 피부준비 부위 및 피부준비 방법 • 수술 전 준비사항
3. 필요장비 및 물품	• 전신 또는 복부 마네킹 • incentive spirometer • 담요, 베개 • 거즈, 휴지(prn) • 제모제, 면도기 • 종이수건 • 스크린 또는 커튼 • 1회용 장갑 • 비누액, 스펀지 • 손소독제, 간호기록지
4. 수행시간	10분

수술 전 간호(심호흡 격려, 수술부위 피부준비 및 주의사항)
(0: 전혀 모름, 1: 공부가 더 필요함 2: 완전히 알고 수행할 수 있음)

번호	수행 과목	자가평가			교육자평가		
		0	1	2	0	1	2
1	손을 씻는다.						
2	필요한 물품을 준비한다.						
3	대상자에게 간호사 자신을 소개한다.						
4*	대상자의 이름, 등록번호 등을 개방형으로 질문하여 대상자를 확인하고, 입원팔찌와 대조하여 대상자를 확인한다.						
5*	대상자에게 수술동의서 작성에 대해 확인하는 질문과 수술에 대한 환자의 이해도를 파악하는 질문을 한다.						
6	수술에 대한 불안을 사정하고 필요시 불안 간호를 실시한다.						
7	손소독제로 손위생을 실시한다.						
	Incentive spirometer 사용방법 교육						
8	대상자에게 목적(수술 후 심호흡, 기침, incentive spirometer가 필요한 이유)과 절차를 설명한다.						
9	대상자를 좌위/반좌위를 취하게 한다.						
10	incentive spirometer 사용법을 시범한다. 기구 조립 및 사용법을 시범 보인다(최대 흡식량 지정법, 흡식법).						
11	2) 대상자의 최대 흡식량을 표를 함께 보면서 확인하고, indicator로 지정한다.						
12	3) 베개 또는 담요를 이용하여 복부 수술부위 지지하는 방법을 설명한다.						
13*	대상자가 incentive spirometer를 사용해보도록 한다. 최대한 숨을 내쉬고 호스를 입에 문다.						
	최대한 깊게 숨을 들이마신다.						
	지표가 기준선에 3~5초 유지할 수 있도록 한다.						
14	계속적으로 사용할 것을 교육한다. 5~10회 반복한다(1회 사용시마다 휴지기를 가지도록 설명한다).						
	1시간에 10분씩 사용하도록 설명한다.						
15	심리적으로 지지해 준다(격려해준다).						

번호	수행과목	자가평가			교육자평가		
		0	1	2	0	1	2
	수술부위 피부준비(제모제를 사용하는 경우)						
16	대상자에게 수술부위 피부준비의 목적과 절차를 설명한다.						
17	사생활 보호를 위해 스크린(커튼)을 친다.						
18	손소독제로 손위생을 실시한다.						
19	일회용 장갑을 착용한다.						
20	누운 자세에서 복부를 노출시킨다.						
21	제모제 피부 민감성 반응검사를 한다. 피부의 말초에 소량의 제모제를 두껍게 바른 다음 몇 분 동안 그대로 둔 다음 반응을 확인한다.						
22*	발진이 없으면 제모제를 수술부위 전체에 바른다.						
23*	제품설명서에서 제시하는 시간이 지난 후에 제모제를 닦아낸다 (시간엄수 중요).						
24*	수술부위(복부전체와 침대에 닿는 부위까지, 유두선부터 서혜부 윗부분까지) 제모여부를 확인한다.						
25	환의를 정리하고 스크린(커튼)을 제거한다.						
26	항박테리아성 비누를 사용하여 샤워를 하도록 한다.						
	주의사항 설명						
27*	전일 금식 및 장준비를 하도록 교육한다. (수술 당일 첫 번째 수술일 때는 수술 전날 밤 10시부터(의사지시에 따라) 물을 포함한 어떠한 경구섭취도하지 않도록 한다).						
28*	의치나 보철기, 보청기, 악세서리, 속옷, 안경 콘텍트렌즈, 화장(입술, 매니큐어, 페디큐어 등) 등을 제거하도록 교육하고 확인한다.						
29	귀중품은 병원 규정에 따라 보관함에 넣고 잠그거나 가족이 보관하도록 설명한다.						
30	손을 씻는다.						
31	재사용물품을 제자리에 정리하고 폐기물품은 분리수거 한다.						
32	수행결과를 대상자의 간호기록지에 기록한다. 교육내용 피부준비 수행내용 수술부위 상태						
	총 점						

수술부위 피부준비 (0: 전혀 모름, 1: 공부가 더 필요함 2: 완전히 알고 수행할 수 있음)			자가평가			교육자평가		
번호	수 행 과 목 || 0	1	2	0	1	2
1	대상자에게 수술부위 피부준비의 목적과 방법 절차를 설명한다. ||					
2	사생활 보호위해 스크린(커튼)을 친다. ||					
3	손소독제로 손위생을 실시한다. ||					
4	일회용 장갑을 착용한다. ||					
5	누운 자세에서 복부(복부전체와 침대에 닿는 부위까지, 유두선부터 서혜부 윗부분까지)를 노출시킨다. ||					
6	비누액을 피부에 거품이 일도록 잘 바른다. ||					
7*	면도기를 이용해 복부 전체를 면도한다. ||					
8*	피부를 바짝 잡아당기고, 피부에서 약 30~45°의 각도로 면도날을 댄다. ||					
9*	털이 자라는 방향으로 짧게 면도하면서 면도날을 자주 닦아낸다. ||					
10	피부에 묻어 있는 잘라진 털을 스펀지로 닦아낸다. ||					
11	환의를 정리하고 스크린을 제거한다. ||					
총 점								

13. 수술 후 간호(배액관-JP, Hemovac 관리, IV PCA 관리)

1. 성취 목표	▪ 수술 후 환자의 배액관 관리 간호를 수행할 수 있다. ▪ IV PCA 적용 환자의 PCA 관리 교육을 수행할 수 있다.
2. 관련선행지식	▪ 수술 후 합병증 ▪ 수술 후 상처배액 종류에 따른 관리법 ▪ 수술 후 통증관리 ▪ IV PCA 관리
3. 필요장비 및 물품	▪ 전신 마네킹 또는 부분 복부 마네킹 ▪ 소독솜 ▪ 쟁반(tray), 곡반 ▪ IV-PCA, Hemo-vac, J-P drain ▪ 배액 측정컵 ▪ 1회용 멸균장갑 ▪ 일반 의료 폐기물 전용 용기 ▪ 손소독제, 간호기록지
4. 수행시간	▪ 7분

수술 후 간호(배액관-JP, Hemovac 관리, IV PCA 관리)
(0: 전혀 모름, 1: 공부가 더 필요함 2: 완전히 알고 수행할 수 있음)

번호	수행 과목	자가평가			교육자평가		
		0	1	2	0	1	2
1	손을 씻는다.						
2	필요한 물품을 준비한다.						
3	대상자에게 간호사 자신을 소개한다.						
4*	대상자의 이름, 등록번호 등을 개방형으로 질문하여 대상자를 확인하고, 입원팔찌와 대조하여 대상자를 확인한다.						
JP drain 혹은 Hemovac 관리							
5	배액관 적용의 목적과 절차에 대해 설명한다.						
6	손소독제로 손위생을 실시한다.						
7	일회용 장갑을 착용한다.						
8*	배액이 잘되고 있는지, 배액관이 꼬이거나 접혀있지 않은지, 덩어리지거나 막힌 부분이 없는지 배액관을 확인한다.						
9	배액관 삽입 부위 dressing 상태(clear, oozing, bleeding)를 확인한다.						
10*	배출구를 연다. 배액관 위쪽을 잠근다(clamping).						
11*	2) 흡인백을 안전하게 잡고 주의 깊게 마개를 열어 배액물을 비운다.						
12*	3) 흡인백의 내용물을 눈금이 있는 측정컵에 받는다.						
13*	배출구를 닫는다. 소독솜으로 배출구와 흡인백 마개를 닦고 사용한 소독솜을 곡반에 버린다.						
14*	흡인백을 눌러 음압이 유지된 상태에서 배출구를 닫는다.						
15*	배액관 위쪽의 잠근 것(clamping)을 열어서 배액여부를 확인한다.						
16*	배액용 측정컵에 담긴 배액양상(배액의 양, 색깔)을 확인한다.						
17	재사용물품을 제자리에 정리하고 폐기물품을 분리수거 한다.						
18	장갑을 벗어 감염성 폐기물 용기에 버린 후, 손을 씻는다.						

번호	수행과목	자가평가			교육자평가		
		0	1	2	0	1	2
	IV PCA 관리 교육						
19	IV PCA의 적용의 목적과 절차에 대해 설명한다.						
20	손소독제로 손위생을 실시한다.						
21	IV PCA 적용부위의 피부를 확인한다. (clear, oozing, swelling, bleeding)						
22*	IV PCA의 사용방법(버튼기능, 용량, 간격)에 대해 설명한다. 주입펌프에 달린 버튼 누르면 정해진 용량이 주입된다. 정해진 용량이 투여된 후 일정기간(보통 10~15분간) 버튼을 눌러도 진통제가 투여되지 않음을 설명한다.						
23*	IV PCA의 부작용(오심, 구토, 어지러움 등)에 대해 설명하고, 부작용이 있으면 즉시 알려줄 것을 교육한다.						
24	손을 씻는다.						
25	수행 결과를 대상자의 간호기록지에 기록한다. 배액관 삽입부위 상태 배액량 배액상태 및 색깔 교육내용						
	총 점						

14. 입원관리하기

1. 성취 목표	• 대상자의 주관적 자료(입원, 간호력)를 수집할 수 있다. • 대상자의 객관적 자료(키, 체중, 활력징후)를 수집할 수 있다. • 입원 생활 관련 주의사항을 설명할 수 있다. • 통증, 욕창위험도, 낙상위험도를 사정할 수 있다.
2. 관련선행지식	• 입원 간호력 내용 • 입원 생활 관련 주의사항 • 욕창 위험요인 • 낙상 위험요인 • 통증 위험요인
3. 필요장비 및 물품	• 신장, 체중 측정계 • 실습병원에서 사용하는 간호정보조사지 양식 • 실습병원에서 사용하는 낙상위험도, 욕창위험도 및 통증 측정도구 • 청진기, 혈압계, 체온계 • 환자 이름표(침대, 병실 앞, 팔찌) • 실습병원에서 사용하는 입원생활 안내 양식 • 손소독제, 전화기
4. 수행시간	• 10분

입원관리하기
(0: 전혀 모름, 1: 공부가 더 필요함 2: 완전히 알고 수행할 수 있음)

번호	수 행 과 목	자가평가			교육자평가		
		0	1	2	0	1	2
1	대상자에게 간호사 자신을 소개한다.						
2*	대상자의 이름, 등록번호 등을 개방형으로 질문하여 대상자를 확인한다.						
3	환의를 챙겨서 입원실로 안내한다.						
4	환의를 입도록 한다.						
5*	환의를 입고 간호사실에서 키와 체중을 측정하고 측정치를 대상자에게 알린다.						
6	담당의사에게 환자 입원을 알린다.						
7	필요한 물품을 준비한다.						
8	환자이름표를 병실 앞, 침대에 부착한다.						
9	손소독제로 손위생을 실시한다.						
10	팔찌를 환자 팔목에 부착하고, 활력징후를 측정한다.						
11*	대상자에게 입원 간호정보조사지의 각 항목에 대해 질문하여 자료를 수집하고 기록한다.						
12*	현재 통증이 있는지 질문하고 통증점수를 측정한다.						
13*	욕창 위험도를 사정한다.						
14*	낙상 위험도를 사정한다.						
15*	낙상 위험도에 따라 낙상 예방 간호를 실시한다. 1) 낙상 고위험군에게 낙상 예방 간호 실시 ⇒ side rail 올림, 침대바퀴 고정 등 환자교육(대상자와 보호자에게 낙상예방활동 교육 자료를 제공/교육, 24시간 보호자 옆에 있도록 교육, 인수인계 시 낙상위험군의 정보를 공유, 낙상예방 스티커를 부착, 시설 환경을 점검, 바닥에 액체가 떨어지면 즉시 닦음, 잠자기 전에 화장실 다녀오도록 함)						

〈참고〉
낙상 위험도에 따라 낙상 예방 간호를 실시한다.
저위험군 : 침상난간올리기, 환자교육
중위험군 : 침상난간올리기, 환자교육, 낙상위험표지 부착
고위험군 : 침상난간올리기, 환자교육, 낙상위험표지 부착

번호	수 행 과 목	자가평가			교육자평가		
		0	1	2	0	1	2
16*	입원생활안내문(입원준비물, 식사시간, 탕비실 위치, 면회시간, 병실 내 전화사용, 간호사실 위치 및 전화번호, 간호사 호출 벨 사용법, 전기 스위치 위치 및 작동법, 샤워실 이용, 금연, 화재시 대피요령, 진단서 및 진료 기록사본 발급, 감염예방, 공용 화장실 위치, 오물실 위치, 퇴원안내, 환자권리와 책임, 주차안내, 학대와 폭력피해자를 위한 신고기관, 국제 의료센터, 장애인 서비스기관, 외래진료 예약안내, 고충상담안내, 예배안내, 편의시설 이용안내, 귀중품 관리, 도난주의, 각종 상담 등)을 가지고 설명한 후 환자에게 안내문을 준다.						
17	준비해야할 물품을 설명한다(물컵, 세면도구 등).						
18	입원 및 앞으로의 치료(수술)에 대한 불안해하는지 확인하고 필요시 불안 완화 간호를 실시한다.						
19	재사용물품을 제자리에 정리하고 뒷정리를 한다.						
20	손을 씻는다.						
21	수행 결과를 대상자의 간호기록지에 기록한다. 1) 사정내용(간호정보조사지 내용, 통증, 욕창, 낙상 위험도) 2) 수행내용 3) 교육내용						
총 점							

15. 격리실 출입시 보호 장구 착용 및 폐기물 관리

1. 성취 목표	- 격리가운 입고 벗기 및 보호구 장구 착용을 정확하게 수행할 수 있다. - 격리실에서 사용한 쓰레기 처리방법을 정확하게 수행할 수 있다.
2. 관련선행지식	- 내과적 무균법 - 격리의 목적 - 격리의 유형
3. 필요장비 및 물품	- 격리가운(일회용 가운이나 천 가운) - 마스크(일회용) - 소독 장갑 - 빨래주머니(오염세탁물 수집용기) - 손상성 폐기물 상자, 감염성 폐기물 전용 용기 - 종이 타월, 손소독제
4. 수행시간	- 10분

격리실 출입시 보호 장구 착용 및 폐기물관리
(0: 전혀 모름, 1: 공부가 더 필요함 2: 완전히 알고 수행할 수 있음)

번호	수 행 과 목	자가평가			교육자평가		
		0	1	2	0	1	2
격리실에 들어가기								
1	반지와 시계를 벗고 손을 씻는다.						
2	필요한 물품을 준비한다.						
3*	코와 입이 완전히 덮히도록 마스크를 착용한다.						
4	가운의 목 가장자리를 잡고 가운의 안쪽이 몸 쪽으로 향하게 편다.						
5	가운의 소매 속으로 양손을 동시에 넣는데 왼손을 소매 속에 넣은 채 오른쪽 소매를 잡아당겨 소매 밖으로 오른손을 뺀다.						
6	왼손을 위로 들고 흔들어 소매 밖으로 빼낸다.						
7	가운 목에 있는 끈을 목 뒤에서 맨다.						
8	왼손으로 가운의 왼쪽 뒷자락의 허리깨를 잡고 오른손으로 오른쪽 자락이 그 위에 덮여지게 깊이 여미며 오른손으로 두 가닥을 같이 눌러 쥔다.						
9	몸을 구부리고 왼손으로 허리띠의 끝 가까운 부분을 잡아서 뒤로 가져가 오른손으로 잡았던 뒷자락과 같이 눌러 쥔다.						
10	오른손으로도 왼손과 같은 방법으로 허리띠 끝을 잡고 뒤로 가져 간다.						
11*	허리띠의 양 끝을 맨다.						
12	소독장갑이 들어 있는 소독포를 연다.						
13	소독된 부위가 오염되지 않게 왼손으로 오른쪽 장갑의 손목 접어 놓은 곳을 잡아서 든다.						
14	장갑의 바깥쪽에 닿지 않도록 안쪽을 잡아당겨 오른쪽 장갑을 착용한다.						
15	장갑 낀 오른손으로 왼쪽 장갑의 손목 접힌 부분의 밑쪽에 첫째 손가락을 제외한 네 손가락을 넣고 장갑을 집어 든다.						
16*	오른쪽 엄지손가락을 위로 올려 뒤로 젖힌 상태에서 장갑의 안쪽에 닿지 않도록 바깥쪽만을 잡아당겨 장갑을 착용한다.						
17*	손목이 노출되지 않도록 장갑의 손목 끝이 가운의 소매위로 올라오게 착용한다.						
총 점								

격리실에서 나오기		자가평가			교육자평가		
		0	1	2	0	1	2
1*	가운의 허리끈을 풀어 양쪽으로 늘어뜨린다.						
2	장갑을 벗는다. 1) 한 쪽 장갑의 소매 끝을 잡고 손가락 끝 위로 장갑을 잡아당기고 벗지는 않는다.						
3	2) 다른 쪽 장갑의 소매 끝을 잡아 아래쪽으로 잡아당겨 벗는다.						
4	3) 남은 장갑의 안쪽을 잡아당겨 벗는다.						
5	4) 양쪽 장갑을 감염성 폐기물 전용 용기에 넣는다.						
6	오른쪽 검지를 격리가운의 왼쪽 소매 밑에 넣어서 소매 끝을 손등 위로 조금 끌어 내린다.						
7	격리가운의 오른편 소매를 소매에 덮인 왼손으로 잡고 약간 끌어 내린다.						
8	손을 소매 속에서 움직이면서 어깨의 내면을 잡고 가운을 벗은 다음, 일회용의 경우 감염성 폐기물 전용 용기에 넣고 재사용 가운의 경우는 오염세탁물 수집용기에 넣는다.						
9	마스크를 벗어 감염성 폐기물 전용 용기에 넣는다.						
10*	격리실을 나오기 전에 손을 씻는다.						
11	격리실 내의 문손잡이를 마른 종이타월로 싸서 문을 연다.						
12	발로 문을 지탱하여 격리실 안에 있는 감염성 폐기물 전용 용기에 종이타월을 버린다.						
13*	격리실 밖에서 다시 손을 깨끗이 씻는다.						
총 점							

폐기물 관리		0	1	2	0	1	2
1*	사용했던 모든 물품을 일회용과 계속 사용할 수 있는 것으로 구분한다.						
2	날카로운 도구는 손상성 폐기물 상자에 즉시 버리고 나머지는 감염성 폐기물 전용 용기에 버린다.						
3	재사용 물건은 따로 구분하여 이동 후 소독수에 침적한다.						
총 점							

16. 산소포화도 측정(Pulse oximeter)와 심전도 모니터(EKG monitor) 적용

1. 성취 목표	- 맥반산소 측정기를 정확한 위치에 적용하여 산소포화도를 측정할 수 있다. - 심전도 기기를 정확한 위치에 적용하여 심전도를 측정할 수 있다. - 산소포화도와 심전도 결과를 기록할 수 있다.
2. 관련선행지식	- 산소포화도 정상범위 - 심전도 정상리듬과 비정상 리듬
3. 필요장비 및 물품	- Patient monitor(Pulse oximeter, EKG monitor, electrode) - 간호기록지 - 손소독제, 소독솜 - 거즈
4. 수행시간	- 7분

Pulse oximeter와 EKG monitor 적용 (0: 전혀 모름, 1: 공부가 더 필요함 2: 완전히 알고 수행할 수 있음)				자가평가			교육자평가		
번호	수 행 항 목 ||| 0	1	2	0	1	2
1	손을 씻는다.								
2	필요한 물품을 준비한다.								
3	대상자에게 간호사 자신을 소개한다.								
4*	대상자의 이름, 등록번호 등을 개방형으로 질문하여 대상자를 확인하고, 입원팔찌와 대조하여 대상자를 확인한다.								
산소포화도 측정								
5	흉통 정도를 사정한다.								
6	산소포화도 측정의 목적과 절차에 대해 설명한다.								
7	손소독제로 손위생을 실시한다.								
8	산소포화도 측정기계를 켜고 센서에 불이 들어오는지 확인한다.								
9	손톱상태를 확인한다(매니큐어가 있는 경우 지운다).								
10*	센서를 손가락에 적용하여 발광부가 손톱에 닿도록 고정한다.								
11	주의사항을 대상자에게 설명한다. 1) perfusion이 잘 되도록 팔을 많이 움직이지 말 것 2) 강한 외부 빛이 센서에 비치지 않도록 할 것 3) 정상 호흡을 할 것 4) 손가락이 아프거나 습기 차면 보고할 것								
12*	산소포화도를 읽고 산소포화도, 심박동 수(HR) 위험수준을 setting해서 알람설정을 한 후 대상자에게 설명한다.								
13	케이블이 당기지 않도록 정리한 후 손을 씻는다.								
심전도 측정								
14	심전도 모니터링의 목적 및 절차에 대해 설명한다.								
15	전극 부착 위치를 선정하고 피부상태를 확인한다. 1) 오른쪽 팔(RA) 전극을 부착할 오른쪽 쇄골 아래 선정 2) 왼쪽 팔(LA) 전극을 부착할 왼쪽 쇄골 아래 선정 3) 왼쪽 다리(LL) 전극을 부착할 왼쪽 5번째 늑간 중심 액와선 선정								

번호	수행항목	자가평가			교육자평가		
		0	1	2	0	1	2
16	전극 부착부위 피부를 준비한다. 1) 부착부위에 거즈에 물을 이용해 잘 닦고 건조시킨다. 2) 털이 긴 경우 털을 제거한다.						
17	전극을 준비한다. 1) 환자에게 부칠 전극(electrode)과 lead wires를 연결한다. 2) 전극 뒷부분의 비닐을 제거한다.						
18*	16항목의 3개 위치에 전극을 부착하고 잘 고정되었는지 확인한다 (이 때 젤 패드는 누르지 않는다). 1) 오른쪽 팔(RA) 전극을 부착할 오른쪽 쇄골 아래 선정 2) 왼쪽 팔(LA) 전극을 부착할 왼쪽 쇄골 아래 선정 3) 왼쪽 다리(LL) 전극을 부착할 왼쪽 5번째 늑간 중심 액와선 선정						
19*	심전도 lead II를 설정하고 리듬, 심박동수(HR)를 확인한 후 알람을 설정한다.						
20	대상자에게 주의점(경고음의 의미와 기계의 변동 등)을 설명한다.						
21	재사용 물품은 제자리에 정리하고, 뒷정리를 한다.						
22	손을 씻는다.						
23	수행 결과를 대상자의 간호기록지에 기록한다. 1) 산소포화도 2) 심박동수(HR) 3) EKG rhythm 양상						
	총 점						

17. 비강 캐뉼라를 이용한 산소 요법

1. 성취 목표	- 산소요법의 종류와 장단점을 설명할 수 있다. - 정확한 절차에 따라 산소요법을 적용할 수 있다.
2. 관련선행지식	- 비강 캐뉼라로 산소를 투입할 때 적용되는 산소의 양 - FiO_2의 의미 - FiO_2 계산방법
3. 필요장비 및 물품	- 비강 캐뉼라 - Wall O_2 - 산소유량계 / 습윤병 - 증류수 - 간호기록지 - 손소독제
4. 수행시간	- 5분

비강 캐뉼라를 이용한 산소 요법			자가평가			교육자평가		
(0: 전혀 모름, 1: 공부가 더 필요함 2: 완전히 알고 수행할 수 있음)							
번호	수 행 항 목	0	1	2	0	1	2
1	손을 씻는다.						
2	처방을 확인한 후 필요한 물품을 준비한다.						
3	대상자에게 간호사 자신을 소개한다.						
4*	대상자의 이름, 등록번호 등을 개방형으로 질문하여 대상자를 확인하고, 입원팔찌와 대조하여 대상자를 확인한다.						
5	대상자에게 목적과 절차를 설명한다.						
6	손소독제로 손위생을 실시한다.						
7	대상자에게 가능하면 반좌위를 취해준다.						
8	습윤병에 증류수를 정해진 눈금까지 채운 후 증류수 마개를 닫는다.						
9	유량계와 습윤병을 연결한 후 중앙 공급체계(Wall O2) 벽에 산소유량계를 꽂는다.						
10*	습윤병에 있는 산소장치 출구와 비강 캐뉼라를 연결한다.						
11*	대상자에게 연결하기 전에 비강 캐뉼라를 통해 산소가 나오는지 확인한 후 유량계를 잠근다.						
12*	대상자 비공의 폐색 여부를 확인한다.						
13*	캐뉼라 끝부분을 대상자의 양쪽 비강에 삽입하고 귀 뒤에 걸친 후 턱 밑에서 길이를 조절한다.						
14*	유량계를 열어 처방된 산소 흡입량을 눈높이에서 조절한다. (유량기 내 Ball의 중심을 눈금에 일치시킨다)						
15	대상자에게 가능하면 입을 다물고 코를 통해 호흡하도록 설명한다.						
16	대상자를 편안하게 해준 후 산소사용에 따른 화재 위험성 등을 설명한다.						
17	손을 씻는다.						
18	수행 결과를 대상자의 간호기록지에 기록한다. 1) 산소주입 시작시간 2) 산소주입량 3) 호흡양상 4) 대상자의 반응						
	총 점						

18. 기관내 흡인 (endotracheal suction)

1. 성취 목표	• 흡인법을 열거하고 정확한 절차에 따라 흡인법을 수행할 수 있다. • 흡인법 실시에 따른 주의 사항을 설명할 수 있다.
2. 관련선행지식	• 구강, 비강, 기관 흡인인 경우 적절한 각각의 삽입 길이 • 적정한 흡인압, 흡인시간 • 흡인시 카테타를 돌려가며 빼야 하는 근거 • 흡인시 유의할 점
3. 필요장비 및 물품	• 흡인 카테터 • 1회용 멸균장갑 • 무균용기가 들어있는 흡인 세트 또는 무균용기 • wall suction • 생리 식염수 • 산소유량계 / 습윤병 • 엠부백 • 기관삽관 모형 • 간호기록지, 손소독제
4. 수행시간	• 10분

기관내 흡인 (endotracheal suction)
(0: 전혀 모름, 1: 공부가 더 필요함 2: 완전히 알고 수행할 수 있음)

번호	수 행 항 목	자가평가			교육자평가		
		0	1	2	0	1	2
1	손을 씻는다.						
2	필요한 물품을 준비한다.						
3	대상자에게 간호사 자신을 소개한다.						
4*	대상자의 이름, 등록번호 등을 개방형으로 질문하여 대상자를 확인하고, 입원팔찌와 대조하여 대상자를 확인한다.						
5	대상자에게 목적과 절차를 설명한다. (가능하면 식사 전에 흡인을 실시하여 aspiration을 예방하도록 한다)						
6	손소독제로 손위생을 실시한다.						
7	흡인압을 점검한다. (성인은 110-150mmHg, 아동은 95-100mmHg)						
8	흡인시 체위는 의식 있는 대상자의 경우 반좌위로 하고, 무의식 대상자는 측위에서 간호사와 얼굴을 마주보도록 한다.						
9	수건을 대상자의 가슴 위에 덮는다.						
10	무균용기가 들어있는 세트를 열어 용기에 생리식염수를 따른다.						
11*	카테터의 개봉부위를 약간 개봉한 후, 카테터와 흡인병이 연결되는 압력 조절구 쪽을 노출하여 흡인 line과 연결한다.						
12*	양손에 멸균장갑을 낀다(필요에 따라 흡인 전 과한기 실시).						
13*	흡인 line을 잡을 손으로 흡인기를 켠 다음 흡인 line을 들고, 흡인을 할 손으로 포장지 바깥쪽이 닿지 않도록 주의하며 카테터를 꺼낸다.						
14*	삽입할 카테터의 길이를 정한 후 끝을 생리식염수로 윤활시키고, 흡인 line을 잡은 손의 엄지손가락으로 Y관을 눌러보아 잘 통과하는지 확인한다.						
15*	Y관을 누르고 있던 엄지손가락을 떼고 나서 인공기도를 통해 카테터를 부드럽게 삽입한다.						

번호	수행항목	자가평가			교육자평가		
		0	1	2	0	1	2
16*	Y관을 막고 카테터를 잡은 손 엄지와 검지로 카테터를 부드럽게 회전시키면서 위로 뺀다. 분비물 양상과 대상자의 저산소 상태 등을 살피면서 신속히 흡인한다.						
17*	카테터 삽입부터 흡인하는 시간은 10~15초 이상 초과하지 않도록 한다.						
18	흡인을 한 카테터는 무균용기에 있는 생리식염수를 다시 통과시킨다. 분비물이 통과할 때 분비물의 양상을 관찰한다.						
19	추가로 흡인이 필요한 경우 20-30초의 간격을 유지한다.						
20	흡인이 끝나면 장갑을 벗고, 흡인기를 끈 다음 물품을 정리한다.						
21	손을 씻는다.						
22	수행 결과를 대상자의 간호기록지에 기록한다. 1) 날짜와 시간 2) 분비물의 특성, 양 3) 흡인 전후 대상자의 호흡양상과 반응						
	총 점						

19. 기관절개관 관리 (tracheostomy care)

1. 성취 목표	- 인공 기도의 종류와 사용법을 설명할 수 있다. - 정확한 절차에 따라 기관절개관 드레싱을 수행할 수 있다.
2. 관련선행지식	- 기관절개관 드레싱을 할 때 사용하는 용액의 특성 - 기관절개관 내관을 과산화수소수와 생리식염수 사용 이유 - Y-거즈를 끼울 때 주의해야 할 사항
3. 필요장비 및 물품	- 기관절개 드레싱 세트 (kelly, 종지3개: 소독솜, 과산화수소+생리식염수, 생리식염수) - 기관절개관용 흡인 튜브 또는 5-6F Nelaton 카테터 - 기관절개관 모형(내관과 분리되는 관을 가진) - 멸균 생리식염수 - 과산화수소수 - 멸균장갑 - 곡반, 방수포 - Y-거즈, 멸균 4×4 거즈 - 소독솜 - 겸자, 쟁반(tray) - 흡인기/흡인 카테터 - 산소주입기 - 소독된 긴 면봉 3-5개 - 간호기록지, 손소독제 - 수건 혹은 방수포 - ambu-bag
4. 수행시간	- 15분

기관절개관 관리 (tracheostomy care) (0: 전혀 모름, 1: 공부가 더 필요함 2: 완전히 알고 수행할 수 있음)			자가평가			교육자평가		
번호	수 행 항 목 || 0	1	2	0	1	2
1	손을 씻는다.						
2	멸균된 드레싱세트에 환자가 사용한 내관을 소독할 용액을 넣는다.						
3	소독솜과 Y-거즈 등 소독할 물품을 드레싱 세트 안에 넣고 필요한 물품을 준비한다.						
4	준비된 물품을 가지고 대상자에게 간호사 자신을 소개한다.						
5*	대상자의 이름, 등록번호 등을 개방형으로 질문하여 대상자를 확인하고, 입원팔찌와 대조하여 대상자를 확인한다.						
6	대상자에게 목적과 절차를 설명한다.						
7	손소독제로 손위생을 실시한다.						
8	대상자의 자세를 편하게 해주고 대상자 가슴위에 방수포를 깐다.						
9	드레싱세트를 무균적으로 열어 놓는다.						
10	멸균장갑을 낀다.						
11*	분비물을 제거하기 위해 기관내 흡인을 실시한다.						
12*	한 손으로 외관을 잡고 다른 손으로 잠금장치를 열어 내관을 조심스럽게 뺀다(내관 주변의 분비물의 양, 색, 냄새 등의 특성을 확인한다).						
13*	내관을 과산화수소수용액(과산화수소수:생리식염수＝1:2)에 담가 놓는다.						
14*	멸균된 세척솔이나 긴 면봉을 이용하여 과산화수소수에 담겨 있는 내관을 깨끗이 닦는다.						
15*	내관을 생리식염수로 행군다.						
16*	물기가 마르도록 마른 거즈로 내관의 물기를 닦거나 말려 놓는다.						
17*	외관에 있는 분비물을 흡인한다.						
18	외관 밑에 있는 사용한 Y-거즈를 빼내어 버린다.						

번호	수 행 항 목	자가평가			교육자평가		
		0	1	2	0	1	2
19	멸균장갑을 새로 바꿔 낀다.						
20*	한 손으로 소독된 내관의 끝을 잡고 삽입한다(빠지지 않게 잠금 장치를 한 후 확인한다).						
21*	섭자를 이용하여 기관절개관 주위와 피부를 소독솜으로 절개 부위에서 바깥쪽으로 닦는다. 솜은 한 번에 한 개씩 사용한다.						
22*	습기가 남아있는 기관절개 부위를 멸균 마른 거즈로 가볍게 두드리며 습기를 제거한다. 이때 기관절개 부위 기도를 막아 흡기시 거즈가 말려 들어가지 않도록 조심한다.						
23*	Y-거즈를 Y자가 거꾸로 되도록 아래에서 위로 무균적으로 끼운다.						
24	장갑을 벗고 손소독제로 손위생을 실시한다(25번 뒤로 가도 무방).						
25	기관절개관이 빠지지 않도록 손으로 잡은 후 다른 손으로 기존의 끈을 조심스럽게 가위로 잘라 제거한다(가위의 끝이 대상자쪽으로 향하지 않도록 한다).						
26*	기관절개관이 빠지지 않도록 손으로 잡은 후 고정구에 새 끈을 넣어 고정한다.						
27	사용한 물품을 정리한다.						
28	손을 씻는다.						
29	수행 결과를 대상자의 간호기록지에 기록한다. 1) 날짜와 시간 2) 기관절개 부위 상태 3) 분비물의 양, 색, 냄새, 점도 4) 대상자의 호흡양상과 반응						
	총 점						

20. 기본 심폐소생술 및 제세동기 적용

1. 성취 목표	• 심폐소생술의 절차를 설명하고, 정확하게 수행할 수 있다. • 적절한 시점에 제세동기를 올바르게 적용할 수 있다.
2. 관련선행지식	• 심폐소생술의 목적과 적응증 • 심폐소생술의 기본원리(C:순환, A:기도확보, B:호흡) • 제세동기 사용 목적과 적응증 • 올바르지 못한 심폐소생술과 제세동기의 사용에 따른 부작용
3. 필요장비 및 물품	• 환자 모니터링이 가능한 심폐소생술 모형 • 자동 체외제세동기(Automatic External Defibrillator, AED) • mouth shield • 간호기록지, 손소독제
4. 수행시간	• 5분 (5cycle 시행)

기본 심폐소생술 및 제세동기 적용
(0: 전혀 모름, 1: 공부가 더 필요함 2: 완전히 알고 수행할 수 있음)

번호	수행항목	자가평가			교육자평가		
		0	1	2	0	1	2
1	환자를 발견하면 양쪽어깨를 가볍게 흔들며 환자의 의식을 확인한다.						
2	반응이 없음이 확인되면, 즉시 한 사람을 지정하여 119에 연락하도록 도움을 요청하고, 또 다른 사람을 지정하여 자동 체외 제세동기를 가져오라고 지시한다.						
3	경동맥을 10초 이내로 촉지하여 맥박을 확인한다(의료인의 경우).						
4*	경동맥 맥박이 없는 경우, 바로 흉부압박을 시작한다. 1) 흉부압박의 위치는 가슴중앙을 확인한다.						
5*	2) 압박지점에 한쪽 손꿈치를 대고 다른 한 손을 그 위에 포개어 깍지를 낀 자세로 손을 놓는다.						
6*	팔꿈치를 곧게 펴고 환자의 가슴과 수직이 되도록 압박하고, 체중이 실리도록 하여 5cm이상의 깊이로 압박을 한다(소아는 5cm이내).						
7*	흉부압박은 분당 최소 100회의 속도로 30회를 압박한다. 압박한 후에는 충분히 이완이 되도록 하면서 속도를 유지한다.						
8*	정확한 기도 유지 자세를 확인한다(head-tilt chin-left/jaw thrust).						
9*	인공호흡을 2회 실시한다.						
10	자동 체외제세동기가 도착하면 전원을 켠다.						
11*	패드를 흉골(Sternum)과 심첨(Apex)에 부착한 후 심전도를 분석한다.						
12*	제세동 해야 함이 확인되면 충전한 후 환자에게서 모두 떨어지도록 주위 사람들에게 지시한 다음, 깜빡이는 버튼을 눌러 제세동을 실시한다.						
13*	제세동이 완료되면 바로 4~9 과정(흉부압박과 호흡을 30:2)을 5cycle(2분) 반복한다.						
14	호흡과 맥박을 확인한 후 제세동기를 사용하여 환자상태를 진단한다.						
15	심전도 분석 결과에 따라 119가 도착할 때까지 12~13 과정을 반복한다.						
16	119가 도착하면 정확한 상황을 인계한다.						
	총 점						

건강사정 실습지침서

2013년 12월   일 인쇄
2013년 12월   일 발행

저 자 강 현 숙
발행인 서 만 철
발행처 공주대학교 출판부
충남 공주시 공주대학로 56
☎ (041) 850-8752

인 쇄 학예커뮤니케이션즈
　　　　☎ (042) 625-1821

ISBN 978-89-87018-77-5 93510
정가 12,000원